现代护理理论与专科护理

主编　宋桂珍　吴小霞　刘　莎　胡淑丽

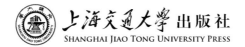

上海交通大学出版社
SHANGHAI JIAO TONG UNIVERSITY PRESS

内容提要

本书从临床实践出发，将现代临床常见疾病与护理理论相结合，介绍了现代护理理论与专科护理技术，详细讲解了各科常见疾病的病因病机、临床表现及临床护理诊断、护理目标、护理措施等内容，体现了整体护理思维和护理专业特点，具有极高的专业性和实用性。本书注重理论联系实际，表述简明扼要、浅显易懂却又涵盖丰富，可供专科护士在临床工作中遇到问题时查阅使用。同时本书具有较强的指导作用，适合护理教育工作者、在校医学生参考使用。

图书在版编目（CIP）数据

现代护理理论与专科护理 / 宋桂珍等主编. --上海：
上海交通大学出版社，2022.8
ISBN 978-7-313-27320-8

Ⅰ．①现… Ⅱ．①宋… Ⅲ．①护理学 Ⅳ．①R47

中国版本图书馆CIP数据核字（2022）第156656号

现代护理理论与专科护理
XIANDAI HULI LILUN YU ZHUANKE HULI

主　　编：宋桂珍　吴小霞　刘　莎　胡淑丽
出版发行：上海交通大学出版社　　　　　　　地　　址：上海市番禺路951号
邮政编码：200030　　　　　　　　　　　　电　　话：021-64071208
印　　制：广东虎彩云印刷有限公司
开　　本：710mm×1000mm　1/16　　　　　经　　销：全国新华书店
字　　数：223千字　　　　　　　　　　　　印　　张：13.25
版　　次：2023年1月第1版　　　　　　　　插　　页：2
书　　号：ISBN 978-7-313-27320-8　　　　　印　　次：2023年1月第1次印刷
定　　价：128.00元

编委会

作者简介

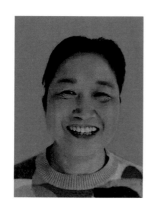

◎ 宋桂珍

　　副主任护师，毕业于山东大学护理专业，现就职于山东省烟台市心理康复医院门诊部，现任烟台市护理学会委员会委员。擅长精神卫生护理及社区护理。曾获得政府嘉奖一次，获"先进工作者"等荣誉称号。发表论文6篇，出版著作1部。

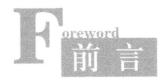

前言

　　护理学是以自然科学和社会科学理论为基础,研究维护、促进、恢复人类健康的护理理论、知识、技能及其发展规律的综合性应用科学,是医学科学的一门独立学科,包括了自然科学、生物学、物理学、化学、解剖学、生理学等。专科护理在我国医疗卫生事业的发展中发挥着极其重要的作用,广大护理工作者在协助临床诊疗、救治生命、促进康复、减轻疼痛及增进医患和谐方面肩负着大量工作。现代护理理论的提出是为了更好地解决临床护理工作中遇到的问题、难题,提高专科护理工作者的护理水平。因此,我们组织了一批具有丰富经验的护理专家,结合自身临床实践经验共同编写了这本《现代护理理论与专科护理》,展示了相关疾病在诊疗、护理过程中使用的新技术、新方法,尽力做到贴近临床,内容科学严谨,所有操作规程均符合国家规范和标准。

　　本书第一章阐述了现代护理理论,详细介绍了系统理论、自理理论、适应理论和健康系统理论。第二章介绍了常见的专科护理技术,涵盖气管插管术、除颤术、洗胃术、胃十二指肠镜检查术、腹腔穿刺术。第三章和第四章分别介绍了神经科和普外科常见病的护理,详细讲解了三叉神经痛、偏头痛、癫痫、甲状腺疾病、胃十二指肠损伤、胆道感染等疾病的病因病机、临床表现、诊断及临床护理。第五章介绍了手术室护理,包括普外科手术护理、心胸外科手术护理、妇产科手术护理、骨科手术护理、神经外科手术护理。最后一章讲解了器官移植护理,详细介绍了肾移植护理、肝移植护理、心脏移植护理、肺移植护理及角膜移植护理。本书展现了临床护理发展的前沿内容,反映了护理学的发展新趋势,内容丰富,讲解通俗易懂,希望对提升广大临床护理人员的理论知识水平和临床实践技能起到指导作用,以期成为临床护士、见习护士、临床实习护士和医学生快速提高专业知识的综合参考书。

编者的学识水平和语言组织能力有限,本书内容不能反映护理学的全部进展,书中存在的失误和疏漏之处,希望广大读者不吝赐教,以便后期改正。

《现代护理理论与专科护理》编委会
2022 年 4 月

C目录
ontents

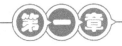

护 理 理 论

第一节 系 统 理 论

系统论是研究系统的模式、性能、行为和规律的一门科学。它为人们认识各种系统的组成、结构、性能、行为和发展规律提供了一般方法论的指导。系统论的创始人是美籍奥地利理论生物学家和哲学家路德维格·贝塔朗菲。系统是由若干相互联系的基本要素构成的,它是具有确定的特性和功能的有机整体。世界上的具体系统是纷繁复杂的,必须按照一定的标准,将千差万别的系统分门别类,以便分析、研究和管理,如教育系统、医疗卫生系统、宇航系统、通信系统等。如果系统与外界或它所处的外部环境有物质、能量和信息的交流,那么这个系统就是一个开放系统,否则就是一个封闭系统。护理专业既是一个封闭的系统又是一个开放的系统。

一、系统论概述

系统概念中常见的关键名词有:开放系统与封闭系统;输入、输出及反馈;微观与宏观。所谓开放系统是指能与环境进行能量交换,可重建或破坏其原有组合,在过程中有输入和输出。在这种状态下,开放系统可以达到一种瞬间独立的状态,称之为稳定状态。因此人是一个开放系统,开放系统会对环境中的外来刺激做出反应,对于环境的侵入刺激,可产生组织上的改变。封闭系统的定义是一个与环境没有任何物质、信息和能量交换之系统。人有时在行为表现上也有封闭系统的倾向。封闭系统是相对的、暂时的,绝对的封闭系统是不存在的。开放系统具有自我调控能力。

人们研究和认识系统的目的之一,就在于有效地控制和管理系统。控制论则为人们对系统的管理和控制提供了一般方法论的指导,它是数学、自动控制、电子技术、数理逻辑、生物科学等学科和技术相互渗透而形成的综合性科学。根据系统论的观点,护理的服务对象是人,是一个系统,由生理、心理、社会、精神、文化等部分组成,同时人又是自然和社会环境中的一部分。人的内部各系统之间,以及人与外部环境中各种系统间都相互作用和影响。人的健康是内环境的稳定,及内环境与外环境间的适应和平衡。系统论为护理学提供了人、环境和健康为整体的理论基础。

系统论对护理实践具有重要的指导作用,促进了整体护理思想的形成,是护理程序的理论框架,作为护理理论或模式发展的框架,为护理管理者提供理论依据。许多护理理论家应用系统论的观点,发展了护理理论或模式,如纽曼(Neuman)的系统模式,罗伊(Roy)的适应模式等,这些理论模式又为护理实践提供了科学的理论指导,也为护理科研提供了理论框架和假设的理论依据。

医院护理管理系统是医院整体系统的一个子系统,与其他子系统(如医疗、行政、后勤等)和医院整体系统相互联系、相互作用和相互制约。因此,护理管理者在实施管理过程中应运用系统方法,调整各部门关系,不断优化系统结构,得到医院行政领导、医疗和后勤等部门的支持和配合,使之协调发展,高效运行,为病患提供高质量的护理服务。

罗杰斯在 1970 年根据人类学、社会学、天文学、宗教学、哲学、历史学等知识,提出了一个护理概念结构。由于人是护理的中心,其概念结构也就着眼于人,并且以一般系统理论为基础。她把人描述为一个协调的整体,人的生命过程是一个动态的过程,并且是一个持续的、有创新的、进化的、具有高度差异的和不断变换形态的过程,所以罗杰斯护理理论被称为生命过程模式。

护理程序是一个开放系统,构成系统的要素有患者、护士、其他医务人员及医疗设备、药物等。这些要素通过相互作用和与环境的相互作用,给予护理对象计划性、系统、全面整体的护理,使其恢复或增进健康。护理程序系统运行过程包括评估、诊断、计划、实施、评价 5 个步骤。其中护理评估是护理程序的首要环节,而且贯穿在护理活动的全过程。护理评估的科学性直接影响护士对病情的正确判断和护理措施的制订,全面正确的评估是保证高质量护理的先决条件,所以护理评估在护理工作中起到了灵魂的作用。在护理程序中的评估部分,应收集所有个人和环境的有关情况,由于我们的测量手段和收集资料的工具有限,因此所收集的资料常是孤立或局限的,但分析资料应能反映全面情况,所以需要补提问题和从收集的资料中寻求反应。在用生命过程模式理论评估患者时,可使用动态原则做指导以预测个体发展的性质与方向,这样可使护理工作促进人与环境间的融洽结合,加强人能量场的力量及整体性。以及改进人和环境场的型式以实现最佳健康状态。

罗杰斯生命过程模式的主要内容如下。

(一)四个主要概念

1.人

人是一个有组织、有独特形态的能量场,在与环境能量场不断地进行物质和能量的交换中,导致人与环境不断更换形态,因而增加了人的复杂性和创新性。人的行为包括生理、心理、社会、文化和精神等属性,并按不可分割的整体性反映整个人。

2.环境

环境包括个体外界存在的全部形态,是四维能量场,与人能量场一样具有各种形态和整体性,并且是一个开放系统。

3.健康

健康不是一种静止的状态,健康是形态的不断创新和复杂性的增加。健康和疾病都是有价值的,而且是不可分离的,是生命过程的连续表达方式。

4.护理

护理是一种艺术和科学,它直接服务于整体的人。帮助个体利用各种条件加强人与环境的关系,使人的整体性得到提高。维持健康、促进健康、预防与干预疾病以及康复都属护理的范畴。

(二)生命过程的4个基本特征

1.能量场

能量场是生命体和非生命体的基本单位,是对有生命的和无生命的环境因素的统一概念,具有变化的动态的内在能力,能量场是无界限的,又是不可分割的,并可延伸至无穷大。它分为人场和环境场。①人场:是统一整体的人,是由整体所特有的形态和表现特征确定,具备部分知识是不能对人场这个整体做出预测。②环境场:由形态确定,且与人场进行整合,每个环境场对于每个人场来说都是特定的。人场和环境场都在不断地、创新地变化,两者没有明确的界限。

2.开放性

人场和环境场之间处于持续的相互作用过程,两者之间有能量流动,没有界限,没有障碍能阻碍能量的流动。

3.形态

形态是一个能量场的突出特征,能量场之间的交换有一定的形态,是以"单波"的形式传播。这些形态不是固定的,而是随情景需要而变化。具体来说,形态通过能量场的行为、品质和特征来表现,不断形成新的形态的动态过程称为塑型,即不断创新的过程,使能量场持续表现出各种新的形态。在护理领域,护士的主要任务是进行健康塑型,即帮助患者在知情的情况下参与治疗和护理,促进统一体向健康的方向发展。

4.全方位性

能量场的交换是一个非线性范畴,不具备空间的或时间的属性,体现了能量场的统一性和无限性。

(三)生命过程的体内动态原则

1.整体性

整体性是指人场和环境场之间的持续的、共有的、同时进行的互动过程。由于人类与其环境的不可分离性,因此在生命过程中的系列变化就是他们互动中出现的持续修正。在两个统一体之间长期进行的相互作用和相互变化中,双方也同时进行着塑造。

2.共振性

共振性是对人场与环境场之间出现的变化性质而言,而人场与环境场的形态变化则是通过波动来传播。人的生命过程可以比作各种不同频率、有节奏的波组成的交响乐,人类对环境的体验是他们在和世界进行结合时的一种共振波。共振性是人场和环境场的特征,其波动形态表现为低频长波至高频短波的持续变化。

3.螺旋性

螺旋性指的是人场与环境场之间所发生变化的方向。此原则是说明人与环境变化的性质和方向是以不断创新和必然性为特征,是沿着时间—空间连续体呈螺旋式纵轴前进的。在人场与环境场之间进行互动时,人与环境的形态差别不断增加。但其节奏不会重复,如人的形态不会重复,而是以更复杂的形式再现。因而在生命过程中出现的系列变化就成为不断进行重新定型、逐渐趋向复杂化的一个单向性现象,并对达到目的有一定必然性的过程。总之,体内动态原则是从整体来看人的一种方法。整体性体现了人场和环境场发生相互作用的可能性;共振性是指它们发生了相互作用;而螺旋性是相互作用的结果和表现形式。

二、系统论在护理实践中的应用

罗杰斯认为,个体与环境不断地互相交换物质、信息和能量,环境是指个体以外的所有因素,两者之间经常交换使双方都具有开放系统的特点。在应用生命过程模式理论对患者进行护理评估时,所收集的资料应体现体内动态原则,主要是了解在不同实践阶段,环境是如何影响人的行为形态。护理评估是对整体的人,而不是对某一部分情况的评估,是对个人的健康与潜在健康问题的评估,而不是对疾病过程的评估。

第二节 自 理 理 论

奥瑞姆是美国著名的护理理论学家之一。她在长期的临床护理、教育和护理管理以及研究中,形成和完善了自理模式。强调护理的最终目标是恢复和增强人的自护能力,对护理实践有着重要的指导作用。

一、自理理论概述

奥瑞姆的自理模式主要包括自理理论、自理缺陷理论和护理系统理论。

(一)自理理论

每个人都有自理需要,而且因不同的健康状况和生长发育的阶段而不同。自理理论包括自我护理、自理能力、自理的主体、治疗性自理需要和自理需要等五个主要概念。

(1)自我护理是个体为维持自身的结构完整和功能正常,维持正常的生长发育过程,所采取的一系列自发的调节行为。人的自我护理活动是连续的、有意义的。完成自我护理活动需要智慧、经验和他人的指导与帮助。正常成人一般可以进行自我护理活动,但是婴幼儿和那些不能完全自我护理的成人则需要不同程度的帮助。

(2)自理能力是指人进行自我护理活动的能力,也就是从事自我照顾的能力。自理能力是人为了维护和促进健康及身心发展进行自理的能力,是一个趋于成熟或已成熟的人的综合能力。人为了维持其整体功能正常,根据生长发育的特点和健康状况,确定并详细叙述自理需要,进行相应的自理行为,满足其特殊需要,比如人有预防疾病和避免损伤的需要,在患病或受损伤后,有减轻疾病或损伤对身心损害的需要。奥瑞姆认为自理能力包括十个主要方面:①重视和警惕危害因素的能力:关注身心健康,有能力对危害健康的因素引起重视,建立自理的生活方式。②控制和利用体能的能力:人往往有足够的能量进行工作和日常生活,但疾病会不同程度地降低此能力,患病时人会感到乏力,无足够的能量进行肢体活动。③控制体位的能力:当感到不适时,有改变体位或减轻不适的能力。④认识疾病和预防复发的能力:患者知道引发疾病的原因、过程、治疗方法以及预后,有能力采取与疾病康复和预防复发相关的自理行为,如改善或调整原有的生活方式,避免诱发因素、遵医嘱服药等。⑤动机:是指对疾病的态度。若积极对待疾病,患者有避免各种危险因素的意向或对恢复工作回归社会有信心等。⑥对健康问题的判断能力:当身体健康出现问题时,能做出决定,及时就医。⑦学习和运用与疾病治疗和康复相关的知识和技能的能力。⑧与医护人员有效沟通,配合各项治疗和护理的能力。⑨安排自我照顾行为的能力,能解释自理活动的内容和益处,并合理安排自理活动。⑩从个人、家庭和社会各方面,寻求支持和帮助的能力。

(3)自理的主体:是指完成自我护理活动的人。在正常情况下,成人的自理主体是本身,但是儿童、患者或残疾人等的自理主体部分是自己、部分为健康服务者或是健康照顾者如护士等。

(4)治疗性自理需要:指在特定时间内,以有效的方式进行一系列相关行为以满足自理需要,包括一般生长发育的和健康不佳时的自理需要。

(5)自理需要:为了满足自理需要而采取的所有活动,包括一般的自理需要,成长发展的自理需要和健康不佳的自理需要。

一般的自理需求:与生命过程和维持人体结构和功能的整体性相关联的需求:①摄取足够的空气、水和食物;②提供与排泄有关的照料;③维持活动与休息的平衡;④维持孤独及社会交往的平衡;⑤避免对生命和健康有害因素;⑥按正常规律发展。

发展的自理需求:与人的成长发展相关的需求。不同的发展时期有不同的需求;有预防和处理在成长过程中遇到不利情况的需求。

健康不佳时的自理需求:个体在身体结构和功能、行为和日常生活习惯发生变化时出现的自理需求。包括:①及时得到治疗;②发现和照顾疾病造成的影响;③有效地执行诊断、治疗和康复方法;④发现和照顾因医护措施引起的不适和不良反应;⑤接受并适应患病的事实;⑥学习新的生活方式。

(6)基本条件因素:反映个体特征及生活状况的一些因素包括:年龄、健康状况、发展水平、社会文化背景、健康照顾系统、家庭、生活方式、环境和资源等。

(二)自理缺陷理论

自理缺陷是奥瑞姆理论的核心,是指人在满足其自理需要方面,在质或量上出现不足。当自理需要小于或等于自理主体的自理能力时,人就能进行自理活动。当自理主体的自理能力小于自理需要时,就会出现自理缺陷。这种现象可以是现存的,也可以是潜在的。自理缺陷包括两种情况:当自理能力无法全部满足治疗性自理需求时,即出现自理缺陷;另一种是照顾者的自理能力无法满足被照顾者的自理需要。自理缺陷是护理工作的重心,护理人员应与患者及其家属进行有效沟通,保持良好的护患关系,以确定如何帮助患者,与其他医疗保健专业人士和社会教育性服务机构配合,形成一个帮助性整体,为患者及其家属提供直接帮助。

(三)护理系统理论

护理系统是在人出现自理缺陷时护理活动的体现,是依据患者的自理需要和自理主体的自理能力制订的。

护理力量是受过专业教育或培训的护士所具有的护理能力。既了解患者的自理需求及自理力量,并做出行动、帮助患者,通过执行或提高患者的自理力量来满足治疗性自理需求。

护理系统也是护士在护理实践中产生的动态的行为系统,奥瑞姆将其分为3个系统:即全补偿护理系统、部分补偿系统、辅助教育系统。各护理系统的适用范围、护士和患者在各系统中所承担的职责如下所述。

1.全补偿护理系统

患者没有能力进行自理活动;患者神志和体力上均没有能力;神志清楚,知道自己的自理需求,但体力上不能完成;体力上具备,但存在精神障碍无法对自己的自理需求做出判断和决定,对于这些患者需要护理给予全面的帮助。

2.部分补偿护理系统

是满足治疗性自理需求,既需要护士提供护理照顾,也需要患者采取自理行动。

3.辅助-教育系统

患者能够完成自理活动,同时也要求其完成;需要学习才能完成自理,没有帮助就不能完成。护士通过对患者提供教育、支持、指导,提高患者的自理能力。

这3个系统类似于我国临床护理中一直沿用至今的分级护理制度,即特级和一级护理、二级护理和三级护理。

奥瑞姆理论的特征:其理论结构比较完善而有新意;相对简单而且易于推广;奥瑞姆的理论与其他已被证实的理论、法律和原则也是一致的;奥瑞姆还强调了护理的艺术性以及护士应具有的素质和技术。

二、自理理论在护理实践中的应用

奥瑞姆的自理理论被广泛应用在护理实践中,她将自理理论与护理程序有机地联系在一起,通过设计好的评估方法和工具评估患者的自理能力及自理缺陷,以帮助患者更好地达到自理。她将护理程序分为以下3步。

(一)评估患者的自理能力和自理需要

在这一步中,护士可以通过收集资料来确定病种存在哪些自理缺陷以及引起自理缺陷的原因,评估患者的自理能力与自理需要,从而确定患者是否需要护理帮助。

1.收集资料

护士收集的资料包括患者的健康状况,患者对自身健康的认识,医师对患者健康的意见,患者的自理能力,患者的自理需要等。

2.分析与判断

在收集自理能力资料的基础上,确定以下问题:①患者的治疗性自理需要是什么;②为满足患者的治疗性自理需求,其在自理方面存在的缺陷有哪些;③如果有缺陷,由什么原因引起的;④患者在完成自理活动时具备的能力有哪些;⑤在未来一段时间内,患者参与自理时具备哪些潜在能力,如何制订护理目标。

(二)设计合适的护理系统

根据患者的自理需要和能力,在完全补偿系统、部分补偿系统和支持－教育系统中选择一个合适的护理系统,并依据患者智力性自理需求的内容制订出详细的护理计划,给患者提供生理和心理支持及适合于个人发展的环境,明确护士和患者的角色功能,以达到促进健康、恢复健康、提高自理能力的目的。

(三)实施护理措施

根据护理计划提供适当的护理措施,帮助和协调患者恢复和提高自理能力,满足患者的自理需求。

第三节 适应理论

卡利斯塔·罗伊是美国护理理论家,她提出了适应模式。罗伊对适应模式的研究始于 1964 年,她分析并创造性地运用了一般系统理论,行为系统模式、适应理论、压力与应激理论、压力与应对模式以及人类基本需要理论的有关理论观点从而构建了罗伊适应模式。

一、适应理论概述

(一)罗伊适应模式的假设

该理论主要源于系统论、整体论、人性论和 Helson 适应理论的哲学观点:人是具有生物、心理和社会属性的有机整体,是一个适应系统。在系统与环境间存在着持续的信息、物质与能量的交换;人与环境间的互动可以引起自身内在或者外部的变化,而人在这变化环境中必须保持完整性,因此每个人都需要适应。

(二)罗伊适应模式的主要概念

1.刺激

来自外界环境或人体内部的可以引起反应的一个信息、物质或能量单位。

(1)主要刺激:指当时面对的需要立即适应的刺激,通常是影响人的一些最大的变化。

(2)相关刺激:所有内在的或外部的对当时情境有影响的刺激,这些刺激是可观察到的、可测量的,或是由本人主动诉说的。

(3)固有刺激:原有的,构成本人特征的刺激,这些刺激与当时的情境有一定关联,但不易观察到及客观测量到。如:某患者因在室外高温下工作引起心肌缺氧,出现胸疼。其中主要刺激:心肌缺氧;相关刺激:高温、疼痛感、患者的年龄、体重、血糖水平和冠状动脉的耐受程度等;固有刺激:吸烟史和与其职业有关的刺激。

2.适应水平

人对刺激以正常的努力进行适应性反应的范围。每个人的反应范围都是不同的;受各人应对机制的影响而不断变化。

(三)罗伊的适应模式

罗伊的适应模式是以人是一个整体性适应系统的理论观点为理论构架的。

应用应对机制来说明人作为一个适应系统面临刺激时的内在控制过程。适应系统的内在控制过程,也就是应对机制,包括生理调节和心理调节。①生理调节:是遗传的,机体通过神经-化学物质-内分泌途径进行应答。②心理调节:则是后天习得的,机体通过感觉、加工、学习、判断和情感等复杂的过程进行应答。

生理调节和心理调节作用于效应器即生理功能、自我概念、角色功能以及相互依赖,形成四种相应的适应方式。①生理功能:氧合功能、营养、排泄、活动与休息、皮肤完整性、感觉、体液、电解质与酸碱平衡、神经与内分泌功能等。②自我概念:个人在特定时间内对自己的看法与感觉,包括躯体自我与个人自我两部分。③角色功能方面:描述个人在社会中所承担角色的履行情况,分为三级,一级角色与机体的生长发育有关;二级角色来源于一级角色;三级角色由二级角色衍生出来。④相互依赖:陈述个人与其重要关系人及社会支持系统间的相互关系。

罗伊认为护理是一门应用性学科,她通过促进人与环境的互动来增进个体或人群的整体性适应。强调护理的目标是:①促进适应性反应:即应用护理程序促进人在生理功能、自我概念、角色功能及相互依赖这四个方面对健康有利的反应。②减少无效性反应:护理活动是以健康为目标,对作用于人的各种刺激加以控制以促进适应反应;扩展个体的适应范围,使个人能耐受较大范围的刺激。罗伊对健康的认识为处于和成为一个完整的和全面的人的状态和过程。人的完整性则表现为有能力达到生存、成长、繁衍、主宰和自我实现;健康也是人的功能处于对刺激的持续适应状态,健康是适应的一种反映。罗伊认为环境是围绕着和作用于人的和群体的发展和行为的所有情况、事实和影响。环境主要是来自人内部和环绕于人周围的一些刺激;环境中包含主要刺激、相关刺激和固有刺激。

二、罗伊适应模式在护理中的应用

罗伊的适应模式是目前各国护理工作者广泛运用的护理学说。它从整体观点出发,着重探讨了人作为一个适应系统面对环境中各种刺激的适应层面与适应过程。为增进有效适应护理应不失时机地对个体的适应问题以及引起问题产生的刺激因素加以判断和干预,从而促进人在生理功能、自我概念、角色功能与社会关系方面的整体性适应,提高健康水平。

适应模式一经提出便博得护理界广为关注和极大兴趣,广泛应用于护理教育、研究和临床护理中。在护理教育中,先后被多个国家用作护理本科课程,高级文凭课程的课程设置理论框架。应用该模式为框架课程设置模式有三个优点:使学生明确护理的目的就是要促进和改善不同健康或疾病状态下的人在生理功能、自我概念、角色功能和相互依赖四个方面的适应能力与适应方法;体现了有别于医学的护理学课程特色,便于分析护理学课程与医学课程的区别与联系;有利于学生验证理论和发展对理论价值的分析和洞悉能力。

在科研方面,适应模式被用于多个护理定性和定量研究的理论框架,例如,患者及其家属对急慢性疾病适应水平及适应方式的描述性研究,吸毒妇女在寻求帮助方面的适应性反应,手术患者家属的需求,丧偶的适应过程研究等。

在临床护理实践中,适应模式在国外已用于多种急、慢性患者的护理,包括哮喘、慢性阻塞性肺部疾病、心肌梗死、肝病、肾病、癌症等,同时此模式也用于指导康复护理,家庭和社区护理。近年来,在我国也有相关的文献报道,应用适应模式对乳腺癌患者进行护理等。

根据适应模式,罗伊将护理的工作方法分为6个步骤:一级评估、二级评估、护理诊断、制订目标、干预和评价。

(一)一级评估

一级评估是指收集与生理功能、自我概念、角色功能和相互依赖四个方面有关的行为,又称为评估。通过一级评估,护士可以确定患者的行为是适应性反应还是无效性反应。

(二)二级评估

二级评估是对影响患者行为的3种刺激因素的评估,具体内容包括以下几点。

1.主要刺激

主要刺激是对当时引起反应的主要原因的评估。

2.相关刺激

相关刺激包括吸烟、药物、饮酒、生理功能、自我概念、角色功能、相互依赖、应对机制及方式、生理及心理压力、社交方式、文化背景及种族、信仰、社会文化经济环境、物理环境、家庭结构及功能等。

3.固有刺激

固有刺激包括遗传、性别、信仰、态度、生长发育的阶段、特性及社会文化方面的其他因素。通过二级评估,可以帮助护士明确引发患者无效性反应的原因。

(三)护理诊断

护理诊断是对个体适应状态的陈述或诊断,护士通过一级和二级评估,可明确患者的无效反应及其原因,进而推断出护理问题或护理诊断。

(四)制订目标

目标是对患者经过护理干预后达到的行为结果的陈述,包括短期目标和长期目标,制订目标时护士应注意一定以患者的行为反应为中心,尽可能与患者及其家属共同制订并尊重患者的选择,且制订可观察、可测量和可达到的目标。

(五)护理干预

干预是护理措施的制订和落实,罗伊认为护理干预可以通过控制或改变各种作用与适应系统的刺激,使其全部作用于个体适应范围内,控制刺激的方式有消除刺激,增强刺激,减弱刺激或改变刺激,干预也可着重于提高个体的应对能力,扩大适应的范围,尽量使全部刺激作用于适应范围以内,以促进适应性反应。

(六)护理评价

在此过程中,护士应将干预后患者的行为改变与目标行为相比较,既定的护理目标是否达到,衡量其中差异,找出未达到的原因,根据评价结果再调整,并进一步计划和采取措施。

第四节　健康系统理论

贝蒂·纽曼1970年提出了健康系统模式,后经两年的完善于1972年在《护理研究》杂志上发表了"纽曼健康系统模式"一文。经过多次修改,于1988年再版的《纽曼系统模式在护理教育与实践中的应用》完善地阐述了纽曼的护理观点,并被广泛地应用于临床护理及社区护理实践中。

一、健康系统理论概述

纽曼健康系统模式主要以格式塔特心理学为基础,并应用了贝塔朗菲的系统理论、席尔压力与适应理论及凯普兰三级预防理论,主要概念如下。

(一)个体

个体是指个体的人,也可为家庭、群体或社区。是与环境持续互动的开放系统。称为服务对象系统。

1.正常防御线

正常防御线是指每个个体经过一定时间逐渐形成的对外界反应的正常范围,即通常的健康/稳定状态。是由生理的、心理的、社会文化的、发展的、精神的技能所组成,用来对付应激原的。这条防御线是动态的,与个体随时需要保持稳定有关。一旦压力源入侵正常防线,个体发生压力反应,表现为稳定性减低和产生疾病。

2.抵抗线

抵抗线是防御应激原的一些内部因素,其功能是使个体稳定并恢复到健康状态(正常防御线)。是保护基本结构,并且当环境中的应激原侵入或破坏正常防御线时,抵抗线被激活,例如:免疫机制,如果抵抗线的作用(反应)是有效的,系统可以重建;但如果抵抗线的作用(反应)是无效的,其结果是能量耗尽,系统灭亡。

3.弹性防御线

为外层的虚线,也是动态的,能在短期内迅速发生变化。当环境施加压力时,它是正常防御线的缓冲剂,而当环境给以支持并有助于成长和发展时,它是正常防御线的过滤器。其功能会因一些变化如失眠、营养不良或其他日常生活变化而降低。

当这个防御线的弹性作用不能再保护个体对抗应激原时,应激原就会破坏正常防御线而导致疾病。当弹性防御线与正常防御线之间的距离增加,表明系统保障程度增强。

以上 3 种防御机制,既有先天赋予的,又有后天习得的,抵抗效能取决于心理、生理、社会文化、生长发育、精神 5 个变量的相互作用。3 条防御线的相互关系是:弹性防御线保护正常防御线,抵抗线保护基本结构。当个体遇到压力源时,弹性防御线首先激活以防止压力源入侵。若弹性防御线抵抗不消,压力源侵入正常防御线,人体发生反应,出现症状。此时,抵抗线被激活。当抵抗有效,个体又恢复到正常防御线未遭受入侵时的健康状态。

(二)应激原

纽曼将应激原定义为能够产生紧张及潜在地引起系统失衡的刺激。系统需要应对一个或多个刺激。纽曼系统模式中强调的是确定应激原的类型、本质和强度。

1.个体外的

个体外的指发生在个体以外的力量。如失业,是受同事是否接受(社会文化力量)、个人对失业的感受(心理的)以及完成工作的能力(生理的、发展的、心理的)所影响。

2.个体间的

个体间的指发生在一个或多个个体之间的力量。如夫妻关系,常受不同地区和时代(社会文化)、双方的年龄和发展水平(生理和发展的)和对夫妻的角色感觉和期望(心理的)所影响。

3.个体内的

个体内的指发生在个体内部的力量。如生气,是一种个体内部力量,其表达方式是受年龄(发展的)、体力(生理的)、同伴们的接受情况(社会文化的)以及既往应对生气的经历(心理的)所影响。应激原可以对此个体有害,但对另一个体无害。因而仔细评估应激原的数量、强度、相持时间的长度以及对该系统的意义和既往的应对能力等,对护理干预是非常重要的。

(三)反应

纽曼认为保健人员应根据个体对应激原反应情况进行以下不同的干预。

1.初级预防

初级预防是指在只有怀疑有或已确定有应激原而尚未发生反应的情况下就开始进行的干预。初级预防的目的是预防应激原侵入正常防御线或通过减少与应激原相遇的可能性,和增强防御线来降低反应的程度。如减轻空气污染、预防免疫注射等。

2.二级预防

如果反应已发生,干预就从二级预防开始。主要是早期发现病例、早期治疗症状以增强内部抵抗线来减少反应。如进行各种治疗和护理。

3.三级预防

三级预防是指在上述治疗计划后,已出现重建和相当程度的稳定时进行的干预。其目的是通过增强抵抗线维持其适应性以防止复发。如进行患者教育,提供康复条件等。

二、纽曼系统模式在护理中的应用

纽曼系统模式自正式发表以来得到了护理学术界的一致认同,已被广泛用于护理教育、科研和临床护理实践中。

纽曼系统模式的整体观、三级预防概念以及于个人、家庭、群体、社区护理的广泛适应性,为中专、大专、本科、硕士等不同层次护理专业学生的培养提供了有效的概念框架。除了用于课程设置,此系统模式还可作为理论框架设计护理评估、干预措施和评价工具供学生在临床实习使用,且具有可操作性。

在护理科研方面,纽曼系统模式既已用于指导对相关护理现象的定性研究又已作为对不同服务对象预防性干预效果的定量研究理论框架,而此方面报道最多的是应用纽曼系统模式改善面对特定生理、心理、社会、环境性压力源患者的护理效果研究。

在临床护理实践方面,大量文献报道,纽曼系统模式可用于从新生儿到老年处于不同生长发育阶段人的护理。它不仅在精神科使用,也在内外科、重症监护室、急诊、康复病房、老年护理院等使用。纽曼系统模式已被用于对多种患者的护理,如慢性阻塞性肺病、多发性硬化、高血压、肾脏疾病、癌症、急慢性脊髓损伤、矫形整容手术等患者,甚至也用于对艾滋病和一些病情非常危重复杂的患者,如多器官衰竭、心肌梗死患者的护理。

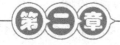

常用专科护理技术

第一节　气管插管术

气管插管术是指将气管导管经口或鼻插入气管内以建立有效气道的技术。其目的是保持气道的畅通;便于呼吸道管理及进行辅助或控制呼吸;清除呼吸道分泌物或异物;解除上呼吸道阻塞,减少气道阻力及无效腔;防止胃内容物、血液及分泌物导致的误吸;提供复苏药物的给药途径。

根据插管时是否用喉镜显露声门,分为经口明视插管术和经鼻插管术。临床急救中最常用的是经口明视插管术。

一、适应证

(1)呼吸、心搏骤停行心肺复苏者。

(2)呼吸功能衰竭需行有创机械通气者。

(3)气道梗阻者。

(4)气道分泌物不能自行咳出而需直接清除或吸出气管内痰液者。

二、禁忌证

气管插管没有绝对的禁忌证,但当患者有下列情况时应考虑慎重操作:①喉头水肿、气道炎症、咽喉部血肿、脓肿。②胸主动脉瘤压迫或侵犯气管壁。③颈椎骨折或脱位。④严重出血倾向。⑤面部骨折。

三、操作前护理

(一)患者准备

取仰卧位,头后仰,使口、咽、气管呈一条直线,喉头暴露不好,可在肩背部或颈部垫一小枕,使头尽量后仰。插管前使用简易呼吸器给予患者纯氧数分钟,以免因插管费时而加重缺氧。检查患者牙齿是否松动或有无义齿,如有义齿应事先取出并妥善保存。

(二)物品准备

气管导管、喉镜、气管导管芯、牙垫、注射器、吸痰管、吸引器、呼吸面罩及呼吸气囊、开口器等。气管导管多采用带气囊的导管,婴幼儿选用无气囊导管。喉镜:有成人、儿童、幼儿3种规格;镜片有直、弯两种类型,常用为弯形片,因其在暴露声门时不必挑起会厌,可减少对迷走神经的刺激。检查所需物品齐全、性能良好,如喉镜光源、导管气囊等。

(三)用药准备

根据医嘱使用镇静药、肌松剂或局部麻醉剂。

四、操作过程

(1)体位:将患者安置于仰卧位,头后仰,充分开放气道。

(2)准备导管:将管芯插入气管导管内并确保管芯位于导管前端开口1 cm处。

(3)暴露声门:操作者右手拇指推开患者的下唇和下颌,示指抵住上门齿,使嘴张开。左手持咽喉镜,从右嘴角置入,将舌体推向左侧,此时可见到腭垂(此为声门暴露的第一个标志)。顺舌背将喉镜前进至舌根,即可看到会厌的边缘(此为声门暴露的第二个标志),看到会厌边缘后,可继续稍做深入,使喉镜片前端置于会厌与舌根交界处,上提喉镜即可看到声门。操作过程中应注意以左手腕为支撑点,而不能以上门齿作为支撑点。

(4)清理气道,插入导管使用吸痰管充分吸引视野处分泌物。操作者右手持气管导管,对准声门,在吸气末(声门开放时),轻柔地插入导管过声门1 cm左右,迅速拔除管芯,导管继续旋转深入气管,深度为成人4~6 cm,小儿2~3 cm。

(5)判断导管位置,安置牙垫,退出喉镜。连接简易呼吸器进行通气,观察胸廓有无起伏,同时听诊两肺呼吸音是否对称,确定插管是否成功。有条件可应用二氧化碳浓度量化波形图判断。

(6)固定导管,封闭气道用长胶布妥善固定导管和牙垫。将气管导管囊内充气,一般需注入5~10 mL气体。

(7)连接人工通气装置。

五、操作后护理

(一)气管插管的护理

随时了解气管导管的位置及固定情况,防止气管导管脱出。保持气管导管通畅,及时吸出口腔及导管中的分泌物。按时给予雾化吸入,保持气道内的湿润。

(二)病情观察

严密观察患者生命体征、血氧饱和度及两侧胸廓起伏等变化。

六、注意事项

(1)插管前使用简易呼吸器给予患者纯氧数分钟,以免因插管费时而加重缺氧。

(2)根据患者的性别、体重、身高等因素选择合适型号的气管导管,男性患者一般选用 7.5～8.5 mm 导管,女性一般用 7～8 mm 导管。小儿气管导管内径的选择,可利用公式做出初步估计:导管内径 ID(mm)＝4.0＋(年龄÷4)。

(3)插管时,动作轻柔、准确,以防造成损伤。

(4)确定气管导管插入深度,自门齿起计算,通常男性 22～24 cm,女性20～22 cm。气管导管顶端距气管隆嵴大约 2 cm。

第二节 除 颤 术

除颤,亦称为非同步电复律,是利用高能量的脉冲电流,在瞬间通过心脏,使全部心肌细胞在短时间内同时除极,使具有最高自律性的窦房结重新主导心脏节律的方法,主要用于转复心室颤动。根据电极板放置的位置,除颤可分为体外和体内两种方式,后者常用于急症开胸抢救者。本节主要阐述人工体外除颤。

一、适应证

适应证主要是心室颤动、心室扑动、无脉性室性心动过速者。

二、操作前护理

(一)患者准备

去枕平卧于硬板床上,松开衣扣,暴露胸部,检查并除去身体上的金属及导电物质,了解患者有无安装起搏器。

(二)物品准备

除颤仪,导电糊或4～6层生理盐水纱布,简易呼吸器,吸氧、吸痰用物,急救药品等。

三、操作过程

(一)确定心电情况

监测、分析患者心律,确认心室颤动、心室扑动或无脉室性心动过速,需要电除颤。

(二)开启除颤仪

连接电源线,打开电源开关,将旋钮调至"ON"位置,机器设置默认"非同步"状态。

(三)准备电极板

将导电糊涂于电极板上,或用4～6层盐水纱布包裹电极板。

(四)正确放置电极板

一个电极板放在胸骨右缘锁骨下第2～3肋间(心底部),另一个电极板放在左乳头外下方或左腋前线内第5肋间(心尖部),两电极板之间相距10 cm以上。

(五)选择能量

双向波除颤仪为120～200 J(或参照厂商推荐的电能量),单向波除颤仪为360 J。儿童每千克体重2 J,第2次可增加至每千克体重4 J。

(六)充电

按下"充电"按钮,将除颤仪充电至所选择的能量。

(七)放电

放电前应注意查看电极板是否与皮肤接触良好,放电时电极板应紧贴皮肤并施以一定压力,但不要因为判断皮肤接触情况而影响快速除颤。放电前再次确认心电示波是否需要除颤,高喊口令:"让开"或"我离开,你离开,大家都离开"，确认周围无任何人接触患者后按压"放电"按钮进行电击。注意电极板不要立即离开胸壁，应稍停留片刻。

(八)立即胸外按压

电击后立即给予5个循环(大约2分钟)的高质量CPR，再观察除颤后心电示波图形，需要时再次给予除颤。

四、操作后护理

(一)病情观察

擦净患者胸壁皮肤，密切观察患者心律、心率和血压等生命体征，随时做好再次除颤的准备。

(二)物品管理

关闭电源开关，清洁电极板，备心电图描记纸，除颤仪充电备用。

五、注意事项

(1)除颤前确定电极板放置部位要准确，局部皮肤无潮湿、无敷料。如患者带有植入性起搏器，应避开起搏器部位至少10 cm。

(2)不可将涂有导电糊的两电极板相对涂擦，以免形成回路。不可用耦合剂替代导电糊。

(3)放电前确保任何人不得接触患者、病床及与患者接触的物品，患者胸前无氧气流存在，以免触电或发生意外。

(4)操作者身体不能与患者接触，不能与金属类物品接触。

第三节 洗 胃 术

一、适应证

一般在服毒后6小时内洗胃效果最好。但当服毒量大、所服毒物吸收后可经胃排出，即使超过6小时，多数情况下仍需洗胃。对昏迷、惊厥患者洗胃时应注意保护呼吸道，避免发生误吸。

二、禁忌证

（1）腐蚀性毒物中毒。

（2）正在抽搐、大量呕血者。

（3）原有食管胃底静脉曲张或上消化道大出血病史者。

三、洗胃液的选择

对不明原因的中毒应选用清水或生理盐水洗胃，如已知毒物种类，则按医嘱选用特殊洗胃液。

（一）胃黏膜保护剂

对吞服腐蚀性毒物者，可用牛奶、蛋清、米汤、植物油等保护胃肠黏膜。

（二）溶剂

脂溶性毒物（如汽油、煤油等）中毒时，可先口服或胃管内注入液状石蜡150～200 mL，使其溶解而不被吸收，然后进行洗胃。

（三）吸附剂

活性炭是强力吸附剂，能吸附多种毒物。但不能很好吸附乙醇、铁等毒物。因活性炭的效用有时间依赖性，因此应在摄毒60分钟内给予活性炭。活性炭结合是一种饱和过程，需要应用超过毒物的足量活性炭来吸附毒物，应注意按医嘱保证给予所需的量。首次1～2 g/kg，加水200 mL，可口服或经胃管注入，2～4小时重复应用0.5～1.0 g/kg，直至症状改善。

（四）解毒剂

可通过与体内存留的毒物发生中和、氧化、沉淀等化学反应，改变毒物的理化性质，使毒物失去毒性。

（五）中和剂

对吞服强腐蚀性毒物的患者，可服用中和剂中和，如吞服强酸时可用弱碱（如镁乳、氢氧化铝凝胶等）中和，不要用碳酸氢钠，因其遇酸可生成二氧化碳，使胃膨胀，造成穿孔的危险。强碱可用弱酸类物质（如食醋、果汁等）中和。

（六）沉淀剂

有些化合物可与毒物作用，生成溶解度低、毒性小的物质，因而可用作洗胃剂。乳酸钙或葡萄糖酸钙与氟化物或草酸盐作用，可生成氟化钙或草酸钙沉淀；生理盐水与硝酸银作用生成氯化银沉淀；2％～5％硫酸钠可与可溶性钡盐生成不溶性硫酸钡沉淀。

四、洗胃的护理

(1)严格掌握洗胃的适应证、禁忌证。

(2)解释洗胃的目的、必要性和并发症,使患者或家属知情同意并签字。

(3)取头低脚高左侧卧位。

(4)置入胃管的长度:由鼻尖经耳垂至胸骨剑突的距离,一般为50～55 cm。

(5)中毒物质不明时,应选用温开水或生理盐水洗胃,强酸、强碱中毒禁忌洗胃。

(6)水温控制在35 ℃左右,过热可促进局部血液循环,加快吸收;过冷可加速胃蠕动,从而促进毒物排入肠腔。

(7)严格掌握洗胃原则:先出后入、快进快出、出入基本平衡。应留取首次抽吸物标本做毒物鉴定。每次灌洗量为300～500 mL,一般总量为25 000～50 000 mL。需要反复灌洗,直至洗出液澄清、无味为止。

(8)严密观察病情,洗胃过程中防止误吸,有出血、窒息、抽搐应立即停止洗胃,通知医师。

(9)拔胃管时,要先将胃管尾部夹住,以免拔胃管过程中管内液体反流入气管内。

(10)洗胃后整理用物,观察并记录洗胃液的量、颜色及患者的反应,同时记录患者的生命体征。严格清洗和消毒洗胃机。

第四节　胃十二指肠镜检查术

胃十二指肠镜检查术是利用导光玻璃纤维束制成的内镜,从患者口中插入经过食管到达胃十二指肠,直视下清晰地观察胃十二指肠球部直至降部的黏膜状态,可进行活体的病理学和细胞学检查,对明确上消化道疾病的诊断有非常重要的作用,是目前应用最广、进展最快的内镜检查(纤维胃十二指肠镜检查)。

一、适应证

(1)有消化道症状,但不明原因者。

(2)急性或不明原因的慢性上消化道出血者。

（3）疑有上消化道肿瘤，但 X 线钡餐检查不能确诊者。

（4）需要随诊的病变，如消化性溃疡、萎缩性胃炎、胃手术后及药物治疗前后对比观察等，特别是对癌前病变的追踪观察。

（5）需要进行胃镜下治疗者，如摘取异物、急性上消化道出血的止血、食管静脉曲张的硬化剂注射与结扎、食管狭窄的扩张治疗等。

二、禁忌证

（1）严重心、肺疾病，如严重心律失常、心力衰竭、呼吸衰竭及支气管哮喘发作等。

（2）各种原因所致休克、昏迷等危重状态，无法耐受检查者。

（3）急性食管、胃十二指肠穿孔，腐蚀性食管损伤的急性期。

（4）患有精神疾病或意识不清、智力低下，不能合作者。

（5）严重咽喉部疾病、食管狭窄、主动脉瘤、严重食管静脉曲张者及严重的颈胸段脊柱畸形导致内镜难以插入者。

（6）急性肝炎、胃肠道传染病、慢性肝炎、艾滋病或肝炎病毒携带者为相对禁忌证，如必须行内镜检查，可用专用内镜，同时应备有特殊的消毒措施。

三、操作前护理

(一)患者指导

向患者及家属介绍胃十二指肠镜检查术的目的、操作步骤和注意事项，解释检查具有安全无痛的特点，消除患者紧张情绪，签署知情同意书。仔细询问病史，以排除禁忌证。检测乙型肝炎、丙型肝炎、梅毒、艾滋病等病毒学标志，对病毒学阳性者准备专用内镜检查。

(二)患者准备

指导患者练习术中体位，检查前禁食、禁饮 8 小时；禁止吸烟；取出义齿；已做钡餐检查者，应于 3 天后再行内镜检查；幽门梗阻者检查前 2～3 天宜进流质饮食，检查前 1 天晚需充分洗胃；出血多者需用冷盐水或 100 mL 盐水加去甲肾上腺素 8 mg 洗胃后再进行检查。若患者紧张，可遵医嘱给予镇静药。检查前嘱患者排空膀胱。

(三)物品准备

（1）内镜检查仪器一套。

（2）喉头麻醉剂、润滑剂、镇静药及止血剂等。

(3)无菌手套、弯盘、牙垫、润滑剂、酒精棉球、棉签、纱布。

(4)活体组织检查用品等。

四、操作过程

(1)咽喉麻醉检查前5～10分钟用2％利多卡因喷雾向咽部喷2～3次,每次喷完后嘱患者将药物咽下。

(2)体位:患者取左侧卧位,双腿屈曲,头垫低枕,使颈部松弛,松开领口及腰带。患者口边置弯盘,牙垫置于口中,嘱患者咬紧牙垫。

(3)插镜:直视下经咬口将胃镜插入口腔,缓缓沿舌背、咽后壁向下推进至环状软骨水平时,可见食管上口,并将胃镜轻轻插入,当胃镜进入胃腔内时,要适量注气,使胃腔张开至视野清晰为止。

(4)拔镜:检查完毕退出内镜时尽量抽气,以防止患者腹胀。

(5)及时送检标本。

五、操作后护理

(一)病情观察

术后数天注意观察有无并发症发生,如:消化道穿孔、出血、感染等。发现异常及时通知医师并协助处理。

(二)物品处理

彻底清洁、消毒内镜及有关器械,妥善保管,避免交叉感染。

(三)注意事项

向患者解释术后可能会有咽痛和咽喉异物感,嘱患者避免用力咳嗽,数天后咽部不适可自行缓解。若患者出现腹痛、腹胀,可进行腹部按摩。术后1～2小时内避免吞咽唾液,防止由于麻醉未消退导致呛咳。麻醉消失后,可嘱患者饮适量水,如无呛咳,当天可进流质或半流质饮食。行活组织检查的患者应进温凉流质饮食。

第五节　腹腔穿刺术

腹腔穿刺术是为了诊断和治疗疾病,用穿刺技术抽取腹腔液体,以明确腹水的性质、降低腹腔压力或向腹腔内注射药物的局部治疗方法。

一、适应证

(1)抽取腹水进行各种实验室检查,以明确诊断。

(2)对大量腹水的患者,可根据病情放积液,以缓解积液压迫症状。

(3)腹腔内注射药物,以协助治疗作用。

二、禁忌证

(1)有肝性脑病先兆者。

(2)粘连性结核性腹膜炎、棘球蚴病、卵巢肿瘤患者。

三、操作前护理

(一)患者指导

向患者及家属解释穿刺目的、操作步骤以及术中注意事项,减轻患者的心理压力。完善辅助检查,签署知情同意书。

(二)患者准备

术前嘱患者排空膀胱。协助摆放穿刺体位,穿刺中避免随意活动、咳嗽或深呼吸,必要时遵医嘱给予镇静药。

(三)物品准备

无菌腹穿包、无菌手套、试管、麻醉剂、量筒、胶布等。

四、操作过程

(一)体位

协助患者取正确体位(可坐靠背椅、平卧、半卧、稍左侧卧位)。屏风遮挡,关闭门窗。

(二)选择穿刺部位

常规取左下腹部脐与髂前上棘连线中外 1/3 交点处,或者取脐与耻骨联合中点上 1 cm,略向右或左 1.5 cm 处,或侧卧位脐水平线与腋前线或腋中线延长线的交点。腹水少或包裹性积液者应在 B 超定位下进行穿刺。

(三)消毒与麻醉

常规消毒穿刺部位皮肤,铺洞巾,经皮至腹膜壁层进行逐层麻醉。

(四)穿刺抽吸腹水

术者持穿刺针从麻醉点逐层刺入腹壁,确认针尖在腹腔内后可抽取和引流积液。放积液时,用血管钳固定针头。

(五)操作中护理

1.病情观察

抽吸时,密切观察患者的脉搏、呼吸、面色等变化。若患者突觉头晕、恶心、心悸、面色苍白等不适,应立即停止抽吸,并密切监测血压,防止休克。

2.抽液量

每次抽液不宜过快、过多,以免腹腔内压骤然降低,发生直立性低血压。肝硬化患者一次放腹水不超过 3 000 mL,以防止诱发肝性脑病和电解质紊乱。

(六)标本送检

穿刺后,标本瓶粘贴标签,立即将标本送检。

(七)穿刺部位处理

穿刺完毕用无菌纱布按压穿刺部位数分钟,然后用敷料覆盖并固定,可用多头腹带加压包扎。穿刺口有渗漏者,及时改用棉垫覆盖,并定时更换敷料。

五、操作后护理

(一)休息与活动

嘱患者卧床休息 24 小时,绝对卧床 6 小时。鼓励患者多饮水;大量放腹水的患者床上活动时,应用手保护局部伤口,防止渗液。

(二)病情观察

术后密切观察患者生命体征、意识,并及时记录。测量患者的腹围及体重,观察穿刺伤口的敷料情况,并保持伤口清洁、干燥。

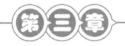

神经科护理

第一节　三叉神经痛

三叉神经痛是指三叉神经分布范围内反复发作短暂性剧烈疼痛,分为原发性和继发性两种。前者病因未明,可能是某些致病因素使三叉神经脱髓鞘而产生异位冲动或伪突触传递,近年来由于显微血管减压术的开展,多数认为主要原因是邻近血管压迫三叉神经根所致。继发性三叉神经痛常见原因有鼻咽癌颅底转移、中颅窝脑膜瘤、听神经瘤、半月节肿瘤、动脉瘤压迫、颅底骨折、脑膜炎、颅底蛛网膜炎、三叉神经节带状疱疹病毒感染等。

一、病因和发病机制

近年来由于显微血管减压术的开展,认为三叉神经痛的病因是邻近血管压迫了三叉神经根所致。绝大部分为小脑上动脉从三叉神经根的上方或内上方压迫了神经根,少数为小脑前下动脉从三叉神经根的下方压迫了神经根。血管对神经的压迫,使神经纤维挤压在一起,逐渐使其发生脱髓鞘改变,从而引起相邻纤维之间的短路现象,轻微的刺激即可形成一系列的冲动通过短路传入中枢,引起一阵阵剧烈的疼痛。

二、临床表现

多发生于 40 岁以上,女略多于男,多为单侧发病。突发闪电样、刀割样、钻顶样、烧灼样剧痛,严格限三叉神经感觉支配区内,伴有面部抽搐,又称“痛性抽搐”,每次发作持续数秒钟至 1～2 分钟即骤然停止,间歇期无任何疼痛。在疲劳或紧张时发作较频。

三、治疗原则

三叉神经痛,无论原发性或继发性,在未明确病因或难以查出病因的情况下均可用药物治疗或封闭治疗,以缓解症状,倘若一旦确诊病因,应针对病因治疗,除非因高龄、身患严重疾病等因素难以接受者或病因去除治疗后仍疼痛发作,可继续采用药物治疗或封闭疗法。若服药不良反应大者亦可先选择封闭疗法。

四、治疗

(一)药物治疗

三叉神经痛的药物治疗,主要用于患者发病初期或症状较轻者。经过一段时间的药物治疗,部分患者可达到完全治愈或症状得到缓解,表现在发作程度减轻、发作次数减少。

目前应用最广泛的、最有效的药物是抗癫痫药。在用药方面应根据患者的具体情况进行具体分析,各药可单独使用,亦可互相联合应用。在采用药物治疗过程中,应特别注意各种药物不良反应,联合应用。在采用药物治疗过程中,应特别注意各种药物不良反应,进行必要的检测,以免发生不良反应。

1.卡马西平

卡马西平亦称痛痉宁、痛可宁等。该药对三叉神经脊束核及丘脑中央内侧核部位的突触传导有显著的抑制作用。用药达到有效治疗量后多数患者于24小时内发作性疼痛即消失或明显减轻,文献报道,卡马西平可使70%以上的患者完全止痛,20%患者疼痛缓解,此药需长期服用才能维持疗效,多数停药后疼痛再现。不少患者服药后疗效有时会逐渐下降,需加大剂量。此药不能根治三叉神经痛,复发者再次服用仍有效。

用法与用量:口服开始时一次0.1~0.2 g,每天1~2次,然后逐日增加0.1 g。每天最大剂量不超过1.6 g,取得疗效后,可逐日逐次地减量,维持在最小有效量。如最大剂量应用2周后疼痛仍不消失或减轻时,则应停止服用,改用其他药物或治疗方法。

不良反应有眩晕、嗜睡、步态不稳、恶心,数天后消失,偶有白细胞减少、皮疹,可停药。

2.苯妥英钠

苯妥英钠为一种抗癫痫药,在未开始应用卡马西平之前,该药曾被认为是治疗三叉神经痛的首选药物,本药疗效不如卡马西平,止痛效果不完全,长期使用止痛效果减弱,因此,目前已列为第二位选用药物。

本品主要通过增高周围神经对电刺激的兴奋阈值及抑制脑干三叉神经脊髓束的突触间传导而起作用。其疗效仅次于卡马西平,文献报道有效率为88％～96％,但需长期用药,停药后易复发。

用法与用量:成人开始时每次0.1 g,每天3次口服。如用药后疼痛不见缓解,可加大剂量到每天0.2 g,每天3次,但最大剂量不超过0.8 g/d。取得疗效后再逐渐递减剂量,以最小量维持。肌内注射或静脉注射:一次0.125～0.25 g,每天总量不超过0.5 g。临用时用等渗盐水溶解后方可使用。

不良反应为长期服用该药或剂量过大,可出现头痛、头晕、嗜睡、共济失调以及神经性震颤等。一般减量或停药后可自行恢复。本品对胃有刺激性,易引起厌食、恶心、呕吐及上腹痛等症状。饭后服用可减轻上述症状。长期服用可出现黏膜溃疡,多见于口腔及生殖器,并可引起牙龈增生,同时服用钙盐及抗过敏药可减轻。苯妥英钠并可引起白细胞减少、视力减退等症状。大剂量静脉注射,可引起心肌收缩力减弱、血管扩张、血压下降,严重时可引起心脏传导阻滞,心脏骤停。

3.氯硝西泮

本品为抗癫痫药物,对三叉神经痛也有一定疗效。服药4～12天,血浆药浓度达到稳定水平,为30～60 μg/mL。口服氯硝西泮后,30～60分钟作用逐渐显著,维持6～8小时,一般在最初2周内可达最大效应,其效果次于卡马西平和苯妥英钠。

用法与用量:氯硝西泮药效强,开始1 mg/d,分3次服,即可产生治疗效果。而后每3天调整药量0.5～1 mg,直至达到满意的治疗效果,至维持剂量为3～12 mg/d。最大剂量为20 mg/d。

不良反应有嗜睡、行为障碍、共济失调、眩晕、言语不清、肌张力低下等,对肝肾功能也有一定的损害,有明显肝脏疾病的禁用。

4.山莨菪碱(654-2)

山莨菪碱为从我国特产茄科植物山莨菪中提取的一种生物碱,其作用与阿托品相似,可使平滑肌松弛,解除血管痉挛(尤其是微血管),同时具有镇痛作用。本药对治疗三叉神经痛有一定疗效,近期效果满意,据文献报道有效率为76.1％～78.4％,止痛时间一般为2～6个月,个别达5年之久。

用法与用量:①口服:每次5～10 mg,每天3次,或每次20～30 mg,每天1次。②肌内注射:每次10 mg,每天2～3次,待疼痛减轻或疼痛发作次数减少后改为每次10 mg,每天一次。

不良反应有口干、面红、轻度扩瞳、排尿困难、视近物模糊及心率增快等反应。以上反应多在 3 小时内消失,长期用药不会蓄积中毒。有青光眼和心脏病患者忌用。

5.巴氯芬

巴氯芬[化学名 β-(P-氯苯基)γ-氨基丁酸]是抑制性神经递质 γ 氨基丁酸的类似物,临床试验研究表明本品能缓解三叉神经痛。用法:巴氯芬开始每次 10 mg,每天 3 次,隔天增加每天 10 mg,直到治疗的第 2 周结束时,将用量递增至每天 60～80 mg。每天平均维持量:单用者为 50～60 mg,与卡马西平或苯妥英钠合用者为 30～40 mg。文献报道,治疗三叉神经痛的近期疗效,巴氯芬与卡马西平几乎相同,但远期疗效不如卡马西平,巴氯芬与卡马西平或苯妥英钠均具有协同作用,且比卡马西平更安全,这一特点使巴氯芬在治疗三叉神经痛方面颇受欢迎。

6.麻黄碱

本品可以兴奋脑啡肽系统,因而具有镇痛作用,其镇痛程度为吗啡的 1/12～1/7。用法:每次 30 mg,肌内注射,每天 2 次。甲亢、高血压、动脉硬化、心绞痛等患者禁用。

7.硫酸镁

本品在眶上孔或眶下孔注射可治疗三叉神经痛。

8.维生素 B_{12}

文献报道,用大剂量维生素 B_{12},对治疗三叉神经痛确有较好疗效。方法:维生素 B_{12} 4 000 μg 加维生素 B_1 200 mg 加 2% 普鲁卡因 4 mL 对准扳机点作深浅上下左右 4 点式注药,对放射的始端作深层肌下进药,放射的终点作浅层 4 点式进药,药量可根据疼痛轻重适量进入。但由于药物作用扳机点可能变位,治疗时可酌情根据变位更换进药部位。

9.哌咪清(匹莫齐特)

文献报道,用其他药物治疗无效的顽固性三叉神经痛患者本品有效,且其疗效明显优于卡马西平。开始剂量为每天 4 mg,逐渐增加至每天 12～14 mg,分 2 次服用。不良反应以锥体外系反应较常见,亦可有口干、无力、失眠等。

10.维生素 B_1

在神经组织蛋白合成过程中起辅酶作用,参与胆碱代谢,其止痛效果差,只能作为辅助药物。用法与用量:①肌内注射 1 mg/d,每天 1 次,10 天后改为 2～3 次/周,持续 3 周为 1 个疗程。②三叉神经分支注射:根据疼痛部位可作眶上神经、眶下神经、上颌神经和下颌神经注射。每次 500～1 000 μg,每周 2～3 次。③穴位注射:每次 25～100 μg,每周 2～3 次。常用颊车、下关、四白及阿是穴等。

11.激素

原发性三叉神经痛和继发性三叉神经痛的病例,其病理改变在光镜和电镜下都表现为三叉神经后根有脱髓鞘改变。在临床治疗中发现,许多用卡马西平、苯妥英钠等治疗无效的患者,改用强的松、地塞米松等治疗有效。这种激素治疗的原理与治疗脱髓鞘疾病相同,利用激素的免疫抑制作用达到治疗三叉神经痛的目的。由于各学者报告的病例少,只是对一部分卡马西平、苯妥英钠治疗无效者应用有效,其长期效果和机理有待进一步观察。剂量与用量:①泼尼松(强的松、去氧可的松),每次 5 mg,每天 3 次。②地塞米松(氟美松),每次 0.75 mg,每天 3 次,口服;或每次 5 mg,每天 1 次,肌内或静脉注射。

(二)神经封闭法

神经封闭法主要包括三叉神经半月节及其周围支酒精封闭术和半月节射频热凝法,其原理是通过酒精的化学作用或热凝的物理作用于三叉神经纤维,使其发生坏变,从而阻断神经传导达到止痛目的。

1.三叉神经酒精封闭法

封闭用酒精一般在浓度 80%左右(因封闭前注入局麻,故常用 98%浓度)。

(1)眶上神经封闭:适用于三叉神经第一支痛。方法为:患者取坐或卧位,位于眶上缘中内 1/3 交界处触及切迹,皮肤消毒及局麻后,用短细针头自切迹刺入皮肤直达骨面,找到骨孔后刺入,待患者出现放射痛时,先注入 2%利多卡因 0.5～1 mL,待眶上神经分布区针感消失,再缓慢注入乙醇 0.5 mL 左右。

(2)眶下神经封闭:在眶下孔封闭三叉神经上颌支的眶下神经。适用于三叉神经第二支痛(主要疼痛局限在鼻旁、下眼睑、上唇等部位)。方法为:患者取坐或卧位,位于距眶下缘约 1 cm,距鼻中线 3 cm,触及眶下孔,该孔走向与矢状面成 40°～45°角,长约 1 cm,故穿刺时针头由眶下孔作 40°～45°角向外上、后进针,深度不超过 1 cm,患者出现放射痛时,以下操作同眶上神经封闭。

(3)后上齿槽神经封闭:在上颌结节的后上齿槽孔处进行。适用于三叉神经第二支痛(痛区局限在上白齿及其外侧黏膜者)。方法为:患者取坐或卧位,头转向健侧,穿刺点在颧弓下缘与齿槽嵴成角处,即相当于过眼眶外缘的垂线与颧骨下缘相交点,局部消毒后,先用左手指将附近皮肤向下前方拉紧,继之以 4～5 cm 长穿刺针自穿刺点稍向后上方刺入直达齿槽嵴的后侧骨面,然后紧贴骨面缓慢深入 2 cm 左右,即达后上齿槽孔处,先注入 2%利多卡因,后再注入酒精。

(4)颏神经封闭:在下颌骨的颏孔处进行,适用于三叉神经第三支痛(主要局限在颏部、下唇)。方法为:在下颌骨上、下缘间之中点相当于咬肌前缘和颏正中线之间中点找到颏孔,然后自后上方并与皮肤成 45°角向前下进针刺入骨面,插入颏孔,以下操作同眶上神经封闭。

(5)上颌神经封闭:用于三叉神经第二支痛(痛区广泛及眶下神经封闭失效者)。上颌神经主干自圆孔穿出颅腔至翼腭窝。方法常用侧入法:穿刺点位于眼眶外缘至耳道间连线中点下方,穿刺针自该点垂直刺入深约 4 cm,触及翼突板,继之退针 2 cm 左右稍改向前方 15°角重新刺入,滑过翼板前缘,再深入 0.5 cm 即入翼胯窝内,患者有放射痛时,回抽无血后,先注入 2%利多卡因,待上颌部有麻木感后,注入酒精 1 mL。

(6)下颌神经封闭:用于三叉神经第三支痛(痛区广泛及眶下神经封闭失效者)。下颌神经主干自卵圆孔穿出。方法常用侧入法,穿刺点同上颌神经穿刺点,垂直进针达翼突板后,退针 2 cm 再改向上后方 15°角进针,患者出现放射痛后,注药同上颌神经封闭。

(7)半月神经节封闭:用于三叉神经第二、三支痛或第一至三支痛,方法常用前入法:穿刺点在口角上方及外侧约 3 cm 处,自该点进针,方向后、上、内即正面看应对准向前直视的瞳孔,从侧面看朝颧弓中点,约进针 5 cm 处达颅底触及试探,当刺入卵圆孔时,患者即出现放射痛(下颌区),则再推进 0.5 cm,上颌部亦出现剧痛即确入半月节内。回抽无血、无脑脊液,先注入 2%利多卡因 0.5 mL 同侧面部麻木后,再缓慢注入酒精 0.5 mL。

以上酒精封闭法的治疗效果差异较大,短者数月,长者可达数年。复发者可重复封闭,但难以根治。

2.三叉神经半月节射频热凝法

该法首先由 Sweat(1974)提出,它通过穿刺半月节插入电极后用电刺激确定电极位置,从而有选择地用射频温控定量灶性破坏法,达到止痛目的。方法有以下几种。

(1)半月节穿刺:同半月节封闭术。

(2)电刺激:穿入成功后,插入电极通入 0.2~0.3V,用 50~75 W/s 的方波电流,这时患者感觉有刺激区的蚁行感。

(3)射频温探破坏:电刺激准确定位后,打开射频发生器,产生射频电场,此时为进一步了解电极位置,可将温度控制在 42~44 ℃,这种电流可造成可逆性损伤并刺激产生疼痛,一旦电极位置无误,则可将温度增高,每次 5 ℃,增高至

60～80 ℃,每次 30～60 秒,在破坏第一支时,则稍缓慢加热并检查角膜反射。此方法有效率为 85% 左右,但仍复发而不能根治。

3.三叉神经痛的 γ 刀放射疗法

1991 年,有学者利用 MRI 定位像输入 HP-9 000 计算机,使用 Gamma plan 进行定位和定量计算,选择三叉神经感觉根进脑干区为靶点照射,达到缓解症状目的,其疗效尚不明确。

五、护理

(一)护理评估

1.健康史评估

(1)原发性三叉神经痛是一种病因尚不明确的疾病,但三叉神经痛可继发于脑桥、小脑脚占位病变压迫三叉神经以及多发硬化等所致。因此,应询问患者是否患有多发硬化,检查有无占位性病变,每次面部疼痛有无诱因。

(2)评估患者年龄。此病多发生于中老年人。40 岁以上起病者占 70%～80%,女多于男,比例为 3∶1。

2.临床观察与评估

(1)评估疼痛的部位、性质、程度、时间:通常疼痛无预兆,大多数人单侧,开始和停止都很突然,间歇期可完全正常。发作表现为电击样、针刺样、刀割样或撕裂样的剧烈疼痛,每次数秒至2分钟。疼痛以面颊、上下颌及舌部最为明显;口角、鼻翼、颊部和舌部为敏感区。轻触即可诱发,称为扳机点;当碰及触发点如洗脸、刷牙时疼痛发作。或当因咀嚼、呵欠和讲话等引起疼痛。以致患者不敢做这些动作。表现为面色憔悴、精神抑郁和情绪低落。

(2)严重者伴有面部肌肉的反复性抽搐、口角牵向患侧,称为痛性抽搐。并可伴有面部发红、皮温增高、结膜充血和流泪等。严重者可昼夜发作,夜不成眠或睡后痛醒。

(3)病程可呈周期性,每次发作期可为数天、数周或数月不等;缓解期亦可数天至数年不等。病程愈长,发作愈频繁愈重。神经系统检查一般无阳性体征。

(4)心理评估:使用焦虑量表评估患者的焦虑程度。

(二)患者问题

1.疼痛

主要由于三叉神经受损引起面颊、上下颌及舌疼痛。

2.焦虑

与疼痛反复、频繁发作有关。

(三)护理目标

(1)患者自感疼痛减轻或缓解。

(2)患者述舒适感增加,焦虑症状减轻。

(四)护理措施

1.治疗护理

(1)药物治疗:原发性三叉神经痛首选卡马西平治疗。其不良反应为头晕、嗜睡、口干、恶心、皮疹、再生障碍性贫血、肝功能损害、智力和体力衰弱等。护理者必须注意观察,每1~2个月复查肝功和血常规。偶有皮疹、肝功能损害和白细胞减少,需停药;也可按医师建议单独或联合使用苯妥英钠、氯硝西泮、巴氯芬、野木瓜等治疗。

(2)封闭治疗:三叉神经封闭是注射药物于三叉神经分支或三叉神经半月节上,阻断其传导,导致面部感觉丧失,获得一段时间的止痛效果。注射药物有无水乙醇、甘油等。封闭术的止痛效果往往不够满意,远期疗效较差,还有可能引起角膜溃疡、失明、脑神经损害、动脉损伤等并发症。且对三叉神经第一支疼痛不适用。但对全身状况差不能耐受手术的患者、鉴别诊断以及为手术创造条件的过渡性治疗仍有一定的价值。

(3)经皮选择性半月神经节射频电凝治疗:在 X 线监视下或经 CT 导向将射频电极针经皮插入半月神经节,通电加热至 65~75 ℃维持 1 分钟,可选择性地破坏节后无髓鞘的传导痛温觉的 Aβ 和 C 细纤维,保留有髓鞘的传导触觉的 Aα 和粗纤维,疗效可达 90% 以上,但有面部感觉异常、角膜炎、咀嚼无力、复视和带状疱疹等并发症。长期随访复发率为 21%~28%,但重复应用仍有效。本方法尤其适用于年老体弱不适合手术治疗的患者、手术治疗后复发者以及不愿意接受手术治疗的患者。

射频电凝治疗后并发症的观察护理:观察患者的恶心、呕吐反应,随时处理污物,遵医嘱补液补钾;询问患者有无局部皮肤感觉减退,观察其是否有同侧角膜反射迟钝、咀嚼无力、面部异样不适感觉。并注意给患者进餐软食,洗脸水温要适宜。如有术中穿刺方向偏内、偏深误伤视神经引起视力减退、复视等并发症,应积极遵医嘱给予治疗并防止患者活动摔伤、碰伤。

(4)外科治疗。

1)三叉神经周围支切除及抽除术:两者手术较简单,因神经再生而容易复发,故有效时间短,目前较少采用,仅限于第一支疼痛者姑息使用。

2)三叉神经感觉根切断术:经枕下入路三叉神经感觉根切断术,三叉神经痛均适用此种入路,手术操作较复杂,危险性大,术后反应较多,但常可发现病因,可很好保护运动根及保留部分面部和角膜触觉,复发率低,至今仍广泛使用。

3)三叉神经脊束切断术:此手术危险性太大,术后并发症严重,现很少采用。

4)微血管减压术:已知有85%～96%的三叉神经痛患者是由于三叉神经根存在血管压迫所致,用手术方法将压迫神经的血管从三叉神经根部移开,疼痛则会消失,这就是微血管减压术,因为微血管减压术是针对三叉神经痛的主要病因进行治疗,去除血管对神经的压迫后,约90%的患者疼痛可以完全消失,面部感觉完全保留,而达到根治的目的,微血管减压术可以保留三叉神经功能,运用显微外科技术进行手术,减小了手术创伤,很少遗留永久性神经功能障碍,术中手术探查可以发现引起三叉神经痛的少见病因,如影像学未发现的小肿瘤、蛛网膜增厚及粘连等,因而成为原发性三叉神经痛的首选手术治疗方法。①三叉神经微血管减压术的手术适应证:正规药物治疗一段时间后,药物效果不明显或疗效明显减退的患者;药物过敏或严重不良反应不能耐受;疼痛严重,影响工作、生活和休息者。②微血管减压术治疗三叉神经痛的临床有效率为90%～98%,影响其疗效的因素很多,其中压迫血管的类型、神经受压的程度及减压方式的不同对其临床治疗和预后的判断有着重要的意义。微血管减压术治疗三叉神经痛也存在5%～10%的复发率,不同术者和手术方法的不同差异很大。研究表明,患者的性别、年龄、疼痛的支数、疼痛部位、病程、近期疗效及压迫血管的类型可能与复发存在一定的联系。导致三叉神经痛术后复发的主要原因有:病程大于8年;静脉为压迫因素;术后无即刻症状消失者。三叉神经痛复发最多见于术后2年内,2年后复发率明显降低。

2.心理支持

由于本病为突然发作的反复的阵发性剧痛,易出现精神抑郁和情绪低落等表现,护士应关心、理解、体谅患者,帮助其减轻心理压力,增强战胜疾病的信心。

3.健康教育

指导患者生活有规律,合理休息、娱乐;鼓励患者运用指导式想象、听音乐、阅读报刊等分散注意力,消除紧张情绪。

第二节 偏 头 痛

偏头痛是一类发作性且常为单侧的搏动性头痛。发病率各家报告不一，Solomon 描述约 6％的男性，18％的女性患有偏头痛，男女之比为 1∶3；Wilkinson 的数字为约 10％的英国人口患有偏头痛；Saper 报告在美国约有2 300 万例人患有偏头痛，其中男性占 6％，女性占 17％。偏头痛多开始于青春期或成年早期，约 25％的患者于 10 岁以前发病，55％的患者发生在 20 岁以前，90％以上的患者发生于 40 岁以前。在美国，偏头痛造成的社会经济负担为10 亿～17 亿美元。在我国也有大量患者因偏头痛而影响工作、学习和生活。多数患者有家庭史。

一、病因与发病机制

偏头痛的确切病因及发病机制仍处于讨论之中。很多因素可诱发、加重或缓解偏头痛的发作。通过物理或化学的方法，学者们也提出了一些学说。

(一)激发或加重因素

对于某些个体而言，很多外部或内部环境的变化可激发或加重偏头痛发作。

(1)激素变化：口服避孕药可增加偏头痛发作的频度；月经是偏头痛常见的触发或加重因素("周期性头痛")；妊娠、性交可触发偏头痛发作("性交性头痛")。

(2)某些药物：某些易感个体服用硝苯地平、异山梨酯或硝酸甘油后可出现典型的偏头痛发作。

(3)天气变化：特别是天气转热、多云或天气潮湿。

(4)某些食物添加剂和饮料：最常见者是酒精性饮料，如某些红葡萄酒；奶制品，奶酪，特别是硬奶酪；咖啡；含亚硝酸盐的食物，如汤、热狗；某些水果，如柑橘类水果；巧克力("巧克力性头痛")；某些蔬菜；酵母；人工甜食；发酵的腌制品如泡菜；味精。

(5)运动：头部的微小运动可诱发偏头痛发作或使之加重，有些患者因惧怕乘车引起偏头痛发作而不敢乘车；踢足球的人以头顶球可诱发头痛("足球运动员偏头痛")；爬楼梯上楼可出现偏头痛。

(6)睡眠过多或过少。

(7)一顿饭漏吃或延后。

（8）抽烟或置身于烟中。

（9）闪光、灯光过强。

（10）紧张、生气、情绪低落和哭泣（"哭泣性头痛"）：很多女性逛商场或到人多的场合可致偏头痛发作；国外有人骑马时尽管拥挤不到一分钟，也可使偏头痛加重。

在激发因素中，剂量、联合作用及个体差异尚应考虑。如对于敏感个体，吃一片橘子可能不致引起头痛，而吃数枚橘子则可引起头痛。有些情况下，吃数枚橘子也不引起头痛发作，但如同时有月经的影响，这种联合作用就可引起偏头痛发作。有的个体在商场中待一会儿即出现发作，而有的个体仅于商场中久待才出现偏头痛发作。

偏头痛尚有很多改善因素。有人于偏头痛发作时静躺片刻，即可使头痛缓解。有人于光线较暗淡的房间闭目而使头痛缓解。有人于头痛发作时喜以双手压迫双颞侧，以期使头痛缓解，有人通过冷水洗头使头痛得以缓解。妇女绝经后及妊娠3个月后偏头痛趋于缓解。

(二)有关发病机制的几个学说

1.血管活性物质

在所有血管活性物质中，5-羟色胺（5-HT）学说是学者们提及最多的一个。人们发现，偏头痛发作期血小板中5-HT浓度下降，而尿中5-HT代谢物5-HT羟吲哚乙酸增加。脑干中5-HT能神经元及去甲肾上腺素能神经元可调节颅内血管舒缩。很多5-HT受体拮抗剂治疗偏头痛有效，以利血压耗竭5-HT可加速偏头痛发生。

2.三叉神经血管脑膜反应

曾通过刺激啮齿动物的三叉神经，可使其脑膜产生炎性反应，而治疗偏头痛的药物，麦角胺、双氢麦角胺、舒马普坦（sumatriptan）等可阻止这种神经源性炎症。在偏头痛患者体内可检测到由三叉神经所释放的降钙素基因相关肽（CGRP），而降钙素基因相关肽为强烈的血管扩张剂。双氢麦角胺、舒马普坦既能缓解头痛，又能降低降钙素基因相关肽含量。因此，偏头痛的疼痛是由神经血管性炎症产生的无菌性脑膜炎。Wilkinson认为，三叉神经分布于涉痛区域，偏头痛可能就是一种神经源性炎症。Solomon在复习儿童偏头痛的研究文献后指出，儿童眼肌瘫痪型偏头痛的复视源于海绵窦内颈内动脉的肿胀伴第Ⅲ对脑神经的损害。另一种解释是小脑上动脉和大脑后动脉肿胀造成的第Ⅲ对脑神经的损害，也可能为神经的炎症。

3.内源性疼痛控制系统障碍

中脑水管周围及第四脑室室底灰质含有大量与镇痛有关的内源性阿片肽类物质,如脑啡肽、β-内啡肽等。正常情况下,这些物质通过对疼痛传入的调节而起镇痛作用。虽然报告的结果不一,但多数报告显示偏头痛患者脑脊液或血浆中β-内啡肽或其类似物降低,提示偏头痛患者存在内源性疼痛控制系统障碍。这种障碍导致患者疼痛阈值降低,对疼痛感受性增强,易于发生疼痛。鲑钙紧张素治疗偏头痛的同时可引起患者血浆β-内啡肽水平升高。

4.自主功能障碍

自主功能障碍很早即引起了学者们的重视。瞬时心率变异及心血管反射研究显示,偏头痛患者存在交感功能低下。24小时动态心率变异研究提示,偏头痛患者存在交感、副交感功能平衡障碍。也有学者报道,偏头痛患者存在瞳孔直径不均,提示这部分患者存在自主功能异常。有人认为在偏头痛患者中的猝死现象可能与自主功能障碍有关。

5.偏头痛的家族聚集性及基因研究

偏头痛患者具有肯定的家族聚集性倾向。遗传因素最明显,研究较多的是家族性偏瘫型偏头痛及基底型偏头痛。有先兆偏头痛比无先兆偏头痛具有更高的家族聚集性。有先兆偏头痛和偏瘫发作可在同一个体交替出现,并可同时出现于家族中,基于此,学者们认为家族性偏瘫型偏头痛和非复杂性偏头痛可能具有相同的病理生理和病因。Baloh等报告了数个家族,其家族中多个成员出现偏头痛性质的头痛,并有眩晕发作或原发性眼震,有的晚年继发进行性周围性前庭功能丧失,有的家族成员发病年龄趋于一致,如均于25岁前出现症状发作。

有报告,偏瘫型偏头痛家族基因缺陷与19号染色体标志点有关,但也有发现提示有的偏瘫型偏头痛家族与19号染色体无关,提示家族性偏瘫型偏头痛存在基因的变异。与19号染色体有关的家族性偏瘫型偏头痛患者出现发作性意识障碍的频度较高,这提示在各种与19号染色体有关的偏头痛发作的外部诱发阈值较低是由遗传决定的。Ophoff报告,34例与19号染色体有关的家族性偏瘫型偏头痛家族,在电压闸门性钙离子通道 α_1 亚单位基因代码功能区域存在4种不同的错义突变。

有一种伴有发作间期眼震的家族性发作性共济失调,其特征是共济失调。眩晕伴以发作间期眼震,为显性遗传性神经功能障碍,这类患者约有50%出现无先兆偏头痛,临床症状与家族性偏瘫型偏头痛有重叠,二者亦均与基底型偏头痛的典型状态有关,且均可有原发性眼震及进行性共济失调。Ophoff报告了

2 例伴有发作间期眼震的家族性共济失调家族,存在 19 号染色体电压依赖性钙通道基因的突变,这与在家族性偏瘫型偏头痛所探测到的一样。所不同的是其阅读框架被打断,并产生一种截断的 α_1 亚单位,这导致正常情况下可在小脑内大量表达的钙通道密度的减少,由此可能解释其发作性及进行性加重的共济失调。同样的错义突变如何导致家族性偏瘫型偏头痛中的偏瘫发作尚不明。

Baloh 报告了 3 个伴有双侧前庭病变的家族性偏头痛家族。家族中多个成员经历偏头痛性头痛、眩晕发作(数分钟),晚年继发前庭功能丧失,晚期,当眩晕发作停止,由于双侧前庭功能丧失导致平衡障碍及走路摆动。

6.血管痉挛学说

颅外血管扩张可伴有典型的偏头痛性头痛发作。偏头痛患者是否存在颅内血管的痉挛尚有争议。以往认为偏头痛的视觉先兆是由血管痉挛引起的,现在有确切的证据表明,这种先兆是由于皮层神经元活动由枕叶向额叶的扩布抑制(3 mm/min)造成的。血管痉挛更像是视网膜性偏头痛的始动原因,一些患者经历短暂的单眼失明,于发作期检查,可发现视网膜动脉的痉挛。另外,这些患者对抗血管痉挛剂有反应。与偏头痛相关的听力丧失和(或)眩晕可基于内听动脉耳蜗和(或)前庭分支的血管痉挛来解释。血管痉挛可导致内淋巴管或囊的缺血性损害,引起淋巴液循环损害,并最终发展成为水肿。经颅多普勒(TCD)脑血流速度测定发现,不论是在偏头痛发作期还是发作间期,均存在血流速度的加快,提示这部分患者颅内血管紧张度升高。

7.离子通道障碍

很多偏头痛综合征所共有的临床特征与遗传性离子通道障碍有关。偏头痛患者内耳存在局部细胞外钾的积聚。当钙进入神经元时钾退出。因为内耳的离子通道在维持富含钾的内淋巴和神经元兴奋功能方面是至关重要的,脑和内耳离子通道的缺陷可导致可逆性毛细胞除极及听觉和前庭症状。偏头痛中的头痛则是继发现象,这是细胞外钾浓度增加的结果。偏头痛综合征的很多诱发因素,包括紧张、月经,可能是激素对有缺陷的钙离子通道影响的结果。

8.其他学说

有人发现偏头痛于发作期存在血小板自发聚集和黏度增加。另有人发现,偏头痛患者存在 TXA_2、PGI_2 平衡障碍、P 物质及神经激肽的改变。

二、临床表现

(一)偏头痛发作

Saper 在描述偏头痛发作时将其分为 5 期来叙述。需要指出的是,这 5 期并非每次发作所必备的,有的患者可能只表现其中的数期,大多数患者的发作表现为两期或两期以上,有的仅表现其中的一期。另一方面,每期特征可以存在很大不同,同一个体的发作也可不同。

1.前驱期

60%的偏头痛患者在头痛开始前数小时至数天出现前驱症状。前驱症状并非先兆,不论是有先兆偏头痛还是无先兆偏头痛均可出现前驱症状。可表现为精神、心理改变,如精神抑郁、疲乏无力、懒散、昏昏欲睡,也可情绪激动。易激惹、焦虑、心烦或欣快感等。尚可表现为自主神经症状,如面色苍白、发冷、厌食或明显的饥饿感、口渴、尿少、尿频、排尿费力、打哈欠、颈项发硬、恶心、肠蠕动增加、腹痛、腹泻、心慌、气短和心率加快,对气味过度敏感等,不同患者前驱症状具有很大的差异,但每例患者每次发作的前驱症状具有相对稳定性。这些前驱症状可在前驱期出现,也可于头痛发作中甚至持续到头痛发作后成为后续症状。

2.先兆

约有20%的偏头痛患者出现先兆症状。先兆多为局灶性神经症状,偶为全面性神经功能障碍。典型的先兆应符合下列4条特征中的3条,即重复出现,逐渐发展、持续时间不多于1小时,并跟随出现头痛。大多数病例先兆持续5~20分钟。极少数情况下,先兆可突然发作,也有的患者于头痛期间出现先兆性症状,尚有伴迁延性先兆的偏头痛,其先兆不仅始于头痛之前,尚可持续到头痛后数小时至7天。

先兆可为视觉性的、运动性的和感觉性的,也可表现为脑干或小脑性功能障碍。最常见的先兆为视觉性先兆,约占先兆的90%。如闪电、暗点、单眼黑蒙、双眼黑蒙、视物变形和视野外空白等。闪光可为锯齿样或闪电样闪光、城垛样闪光。视网膜动脉型偏头痛患者眼底可见视网膜水肿,偶可见樱红色黄斑。仅次于视觉现象的常见先兆为麻痹。典型的是影响一侧手和面部,也可出现偏瘫。如果优势半球受累,可出现失语。数十分钟后出现对侧或同侧头痛,多在儿童期发病。这称为偏瘫型偏头痛。偏瘫型偏头痛患者的局灶性体征可持续7天以上,甚至在影像学上发现脑梗死。偏头痛伴迁延性先兆和偏头痛性偏瘫以前曾被划入"复杂性偏头痛"。偏头痛反复发作后出现眼球运动障碍称为眼肌瘫痪型偏头痛。多为动眼神经麻痹所致,其次为滑车神经和展神经麻痹。多有无先兆偏头痛病史,反复发作者麻痹可经久不愈。如果先兆涉及脑干或小脑,则这种状况被称为基底型偏头痛,又称基底动脉型偏头痛。可出现头昏、眩晕、耳鸣、听力障碍、共济失调和复视,视觉症状包括闪光、暗点、黑蒙、视野缺损和视物变形。

双侧损害可出现意识抑制,后者尤见于儿童。尚可出现感觉迟钝,偏侧感觉障碍等。

偏头痛先兆可不伴头痛出现,称为偏头痛等位症。多见于儿童偏头痛。有时见于中年以后,先兆可为偏头痛发作的主要临床表现而头痛很轻或无头痛。也可与头痛发作交替出现,可表现为闪光、暗点、腹痛、腹泻、恶心、呕吐、复发性眩晕、偏瘫、偏身麻木及精神心理改变。如儿童良性发作性眩晕、前庭性美尼尔氏病和成人良性复发性眩晕。有跟踪研究显示,为数不少的以往诊断为美尼尔氏病的患者,其症状大多数与偏头痛有关。有报告描述了一组成人良性复发性眩晕患者,年龄 7~55 岁,晨起发病症状表现为反复发作的头晕、恶心、呕吐及大汗,持续数分钟至 3~4 天。发作开始及末期表现为位置性眩晕,发作期间无听觉症状。发作间期几乎所有患者均无症状,这些患者眩晕发作与偏头痛有着几个共同的特征,包括可因酒精、睡眠不足、情绪紧张造成及加重,女性多发,常见于经期。

3.头痛

头痛可出现于围绕头或颈部的任何部位,可位颞侧、额部和眶部。多为单侧痛,也可为双侧痛,甚至发展为全头痛,其中单侧痛者约占 2/3。头痛性质往往为搏动性痛,但也有的患者描述为钻痛。疼痛程度往往为中、重度痛,甚至难以忍受。往往是晨起后发病,逐渐发展,达高峰后逐渐缓解。也有的患者于下午或晚上起病,成人头痛大多历时 4 小时至 3 天,而儿童头痛多历时 2 小时至 2 天。尚有持续时间更长者,可持续数周。有人将发作持续 3 天以上的偏头痛称为偏头痛持续状态。

头痛期间不少患者伴随出现恶心、呕吐、视物不清、畏光和畏声等,喜独居。恶心为最常见伴随症状,达一半以上,且常为中、重度恶心。恶心可先于头痛发作,也可于头痛发作中或发作后出现。近一半的患者出现呕吐,有些患者的经验是呕吐后发作即明显缓解。其他自主功能障碍也可出现,如尿频、排尿障碍、鼻塞、心慌、高血压和低血压、甚至可出现心律失常。发作累及脑干或小脑者可出现眩晕、共济失调、复视、听力下降、耳鸣和意识障碍。

4.头痛终末期

此期为头痛开始减轻至最终停止这一阶段。

5.后续症状期

为数不少的患者于头痛缓解后出现一系列后续症状。表现怠倦、困顿和昏昏欲睡。有的感到精疲力竭、饥饿感或厌食、多尿、头皮压痛和肌肉酸痛。也可出现精神心理改变,如烦躁、易怒、心境高涨或情绪低落、少语、少动等。

(二)儿童偏头痛

儿童偏头痛是儿童期头痛的常见类型。儿童偏头痛与成人偏头痛在一些方面有所不同。性别方面,发生于青春期以前的偏头痛,男女患者比例大致相等,而成人期偏头痛,女性比例大大增加,约为男性的 3 倍。

儿童偏头痛的诱发及加重因素有很多与成人偏头痛一致,如劳累和情绪紧张可诱发或加重头痛,为数不少的儿童可因运动而诱发头痛,儿童偏头痛患者可有睡眠障碍,而上呼吸道感染及其他发热性疾病在儿童比成人更易使头痛加重。

在症状方面,儿童偏头痛与成人偏头痛亦有区别。儿童偏头痛持续时间常较成人短。偏瘫型偏头痛多在儿童期发病,成年期停止,偏瘫发作可从一侧到另一侧,这种类型的偏头痛常较难控制。反复的偏瘫发作可造成永久性神经功能缺损,并可出现病理征,也可造成认知障碍。基底动脉型偏头痛,在儿童也比成人常见,表现闪光、暗点、视物模糊和视野缺损,也可出现脑干、小脑及耳症状,如眩晕、耳鸣、耳聋和眼球震颤。在儿童出现意识恍惚者比成人多,尚可出现跌倒发作。有些偏头痛儿童尚可仅出现反复发作性眩晕,而无头痛发作。一个平时表现完全正常的儿童可突然恐惧、大叫、面色苍白、大汗、步态蹒跚、眩晕和旋转感,并出现眼球震颤,数分钟后可完全缓解,恢复如常,称之为儿童良性发作性眩晕,属于一种偏头痛等位症。这种眩晕发作典型地始于 4 岁以前,可每天数次发作,其后发作次数逐渐减少,多数于 7～8 岁以后不再发作。与成人不同,儿童偏头痛的前驱症状常为腹痛,有时可无偏头痛发作而代之以腹痛、恶心、呕吐和腹泻,称为腹型偏头痛等位症。在偏头痛的伴随症状中,儿童偏头痛出现呕吐较成人更加常见。

儿童偏头痛的预后较成人偏头痛好。6 年后约有一半儿童不再有偏头痛,约 1/3 的偏头痛得到改善。而始于青春期以后的成人偏头痛常持续几十年。

三、诊断与鉴别诊断

(一)诊断

偏头痛的诊断应根据详细的病史做出,特别是头痛的性质及相关的症状非常重要。如头痛的部位、性质、持续时间、疼痛严重程度、伴随症状及体征、既往发作的病史及诱发或加重因素等。

对于偏头痛患者应进行细致的一般内科查体及神经科检查,以除外症状与偏头痛有重叠、类似或同时存在的情况。诊断偏头痛虽然没有特异性的实验室指标,但有时给予患者必要的实验室检查非常重要,如血、尿、脑脊液及影像学检查,以排除器质性病变。特别是中年或老年期出现的头痛,更应排除器质性病变。当出现严重的先兆或先兆时间延长时,有学者建议行颅脑 CT 或 MRI 检查。也有学者提议,当偏头痛发作每月超过 2 次时,应警惕偏头痛的原因。

国际头痛协会(IHS)头痛分类委员会于 1962 年制定了一套头痛分类和诊断标准,这个旧的分类与诊断标准在世界范围内应用了 20 余年,至今我国尚有部分学术专著仍在沿用或参考这个分类。1988 年,国际头痛协会头痛分类委员会制定了新的关于头痛、脑神经痛及面部痛的分类和诊断标准。目前,临床及科研多采用这个标准。本标准将头痛分为 13 个主要类型,包括了总数 129 个头痛亚型。其中,常见的头痛类型为偏头痛、紧张型头痛、丛集性头痛和慢性发作性偏头痛,而偏头痛又被分为 7 个亚型(表 3-1～表 3-4)。这七个亚型中,最主要的两个亚型是无先兆偏头痛和有先兆偏头痛,其中最常见的是无先兆偏头痛。

表 3-1　偏头痛分类

无先兆偏头痛	视网膜型偏头痛
有先兆偏头痛	可能为偏头痛前驱或与偏头痛相关联的儿童期综合征
偏头痛伴典型先兆	儿童良性发作性眩晕
偏头痛伴迁延性先兆	儿童交替性偏瘫
家族性偏瘫型偏头痛	偏头痛并发症
基底动脉型偏头痛	偏头痛持续状态
偏头痛伴急性先兆发作	偏头痛性偏瘫
眼肌瘫痪型偏头痛	不符合上述标准的偏头痛性障碍

表 3-2　国际头痛协会(1988)关于无先兆偏头痛的定义

诊断标准:

1.至少 5 次发作符合第 2～4 项标准

2.头痛持续 4～72 小时(未治疗或没有成功治疗)

3.头痛至少具备下列特征中的 2 条

　(1)位于单侧

　(2)搏动性质

　(3)中度或重度(妨碍或不敢从事每天活动)

　(4)因上楼梯或类似的日常体力活动而加重

4.头痛期间至少具备下列 1 条

　(1)恶心和(或)呕吐

　(2)畏光和畏声

续表

5.至少具备下列 1 条

    (1)病史、体格检查和神经科检查不提示器质性障碍

    (2)病史和(或)体格检查和(或)神经检查确实提示这种障碍(器质性障碍),

但被适当的观察所排除

    (3)这种障碍存在,但偏头痛发作并非在与这种障碍有密切的时间关系上首次出现

表 3-3　国际头痛协会(1988)关于有先兆偏头痛的定义

有先兆偏头痛

    先前用过的术语:经典型偏头痛,典型偏头痛;眼肌瘫痪型、偏身麻木型、偏瘫型和失语型偏头痛

    诊断标准:

    1.至少 2 次发作符合第 2 项标准

    2.至少符合下列 4 条特征中的 3 条

        (1)一个或一个以上提示局灶大脑皮质或脑干功能障碍的完全可逆性先兆症状

        (2)至少一个先兆症状逐渐发展超过 4 分钟,或 2 个或 2 个以上的症状接着发生

        (3)先兆症状持续时间不超过 60 分钟,如果出现 1 个以上先兆症状,持续时间可相应增加

        (4)继先兆出现的头痛间隔期在 60 分钟之内(头痛尚可在先兆前或与先兆同时开始)

    3.至少具备下列 3 条中的 1 条

        (1)病史:体格检查及神经科检查不提示器质性障碍

        (2)病史和(或)体格检查和(或)神经科检查确实提示这障碍,但通过适当的观察被排除

        (3)这种障碍存在,但偏头痛发作并非在与这种障碍有密切的时间关系上首次出现

有典型先兆的偏头痛

    诊断标准:

    1.符合有先兆偏头痛诊断标准,包括第 2 项全部 4 条标准

    2.有一条或一条以上下列类型的先兆症状

        (1)视觉障碍

        (2)单侧偏身感觉障碍和(或)麻木

        (3)单侧力弱

        (4)失语或非典型言语困难

表 3-4　国际头痛协会(1988)关于儿童偏头痛的定义

1.至少 5 次发作符合第(1)、(2)项标准	(3)中度或重度
1)每次头痛发作持续 2～48 小时	(4)可因常规的体育活动而加重
2)头痛至少具备下列特征中的 2 条	2.头痛期间内至少具备下列 2 条中的 1 条
(1)位于单侧	(1)恶心和(或)呕吐
(2)搏动性质	(2)畏光和畏声

国际头痛协会的诊断标准为偏头痛的诊断提供了一个可靠的、可量化的诊断标准，对于临床和科研的意义是显而易见的，有学者特别提到其对于临床试验及流行病学调查有重要意义。但临床上有时遇到患者并不能完全符合这个标准，对这种情况学者们建议随访及复查，以确定诊断。

由于国际头痛协会的诊断标准掌握起来比较复杂，为了便于临床应用，国际上一些知名的学者一直在探讨一种简单化的诊断标准。其中 Solomon 介绍了一套简单标准，符合这个标准的患者 99％符合国际头痛协会关于无先兆偏头痛的诊断标准。这套标准较易掌握，供参考。

(1)具备下列 4 条特征中的任何 2 条，即可诊断无先兆偏头痛：①疼痛位于单侧；②搏动性痛；③恶心；④畏光或畏声。

(2)另有 2 条符加说明：①首次发作者不应诊断；②应无器质性疾病的证据。

(二)鉴别诊断

偏头痛应与下列疼痛相鉴别。

1.紧张型头痛

紧张型头痛又称肌收缩型头痛。其临床特点是：头痛部位较弥散，可位于前额、双颞、顶、枕及颈部。头痛性质常呈钝痛，头部压迫感、紧箍感，患者常述犹如戴着一个帽子。头痛常呈持续性，可时轻时重。多有头皮、颈部压痛点，按摩头颈部可使头痛缓解，多有额、颈部肌肉紧张。多少伴有恶心、呕吐。

2.丛集性头痛

丛集性头痛又称组胺性头痛，Horton 综合征。表现为一系列密集的、短暂的和严重的单侧钻痛。与偏头痛不同，头痛部位多局限并固定于一侧眶部、球后和额颞部。发病时间常在夜间，并使患者痛醒。发病时间固定，起病突然而无先兆，开始可为一侧鼻部烧灼感或球后压迫感，继之出现特定部位的疼痛，常疼痛难忍，并出现面部潮红，结膜充血、流泪、流涕和鼻塞。为数不少的患者出现Horner 征，可出现畏光，不伴恶心、呕吐。诱因可为发作群集期饮酒、兴奋或服用扩血管药引起。发病年龄常较偏头痛晚，平均 25 岁，男女之比约 4∶1。罕见家族史。治疗包括：非甾体类消炎止痛剂；激素治疗；睾丸素治疗；吸氧疗法(国外介绍为 100％氧，8～10 L/min，共 10～15 分钟，仅供参考)；麦角胺咖啡因或双氢麦角碱睡前应用，对夜间头痛特别有效；碳酸锂疗效尚有争议，但多数介绍其有效，但中毒剂量有时与治疗剂量很接近，曾有老年患者(精神患者)服一片致昏迷者，建议有条件者监测血锂水平，不良反应有胃肠道症状、肾功能改变、内分泌改变、震颤和眼球震颤和抽搐等；其他药物尚有钙通道阻滞剂、舒马普坦等。

3.痛性眼肌麻痹

痛性眼肌麻痹又称 Tolosa-Hunt 综合征,是一种以头痛和眼肌麻痹为特征,涉及特发性眼眶和海绵窦的炎性疾病。病因可为颅内颈内动脉的非特异性炎症,也可能涉及海绵窦。常表现为球后及眶周的顽固性胀痛、刺痛,数天或数周后出现复视,并可有第Ⅲ、第Ⅳ和第Ⅵ对脑神经受累表现,间隔数月数年后复发,需行血管造影以排除颈内动脉瘤。皮质类固醇治疗有效。

4.颅内占位所致头痛

占位早期,头痛可为间断性或晨起为重,但随着病情的发展,多成为持续性头痛,进行性加重,可出现颅内高压的症状与体征,如头痛、恶心、呕吐和视盘水肿,并可出现局灶症状与体征,如精神改变。偏瘫、失语、偏身感觉障碍、抽搐、偏盲、共济失调和眼球震颤等,典型者鉴别不难。但需注意,也有表现为十几年的偏头痛,最后被确诊为巨大血管瘤者。

四、防治

(一)一般原则

偏头痛的治疗策略包括两个方面:对症治疗和预防性治疗。对症治疗的目的在于消除、抑制或减轻疼痛及伴随症状。预防性治疗用来减少头痛发作的频度及减轻头痛严重性。对偏头痛患者是单用对症治疗还是同时采取对症治疗及预防性治疗,要具体分析。一般说来,如果头痛发作频度较小,疼痛程度较轻,持续时间较短,可考虑单纯选用对症治疗。如果头痛发作频度较大,疼痛程度较重,持续时间较长,对工作、学习和生活影响较明显,则在给予对症治疗的同时,给予适当的预防性治疗。总之,既要考虑到疼痛对患者的影响,又要考虑到药物不良反应对患者的影响,有时还要参考患者个人的意见。Saper 的建议是每周发作 2 次以下者单独给予药物性对症治疗,而发作频繁者应给予预防性治疗。

不论是对症治疗还是预防性治疗均包括两个方面,即药物干预及非药物干预。

非药物干预方面,强调患者自助。嘱患者详细记录前驱症状、头痛发作与持续时间及伴随症状,找出头痛诱发及缓解的因素,并尽可能避免。如避免某些食物,保持规律的作息时间、规律饮食。不论是在工作日,还是周末抑或假期,坚持这些方案对于减轻头痛发作非常重要,接受这些建议对 30% 患者有帮助。另有人倡导有规律的锻炼,如长跑等,可能有效地减少头痛发作。认知和行为治疗,如生物反馈治疗等,已被证明有效,另有患者于头痛时进行痛点压迫,于凉爽、安静和暗淡的环境中独处,或以冰块冷敷均有一定效果。

(二)药物对症治疗

偏头痛对症治疗可选用非特异性药物治疗,包括简单的止痛药,非甾体抗炎药及麻醉剂。对于轻、中度头痛,简单的镇痛药及非甾体抗炎药常可缓解头痛的发作。常用的药物有脑清片、对乙酰基氨基酚、阿司匹林、萘普生、吲哚美辛、布洛芬和罗通定等。麻醉药的应用是严格限制的,Saper 提议主要用于严重发作,其他治疗不能缓解,或对偏头痛特异性治疗有禁忌或不能忍受的情况下应用。偏头痛特异性 5-HT 受体拮抗剂主要用于中、重度偏头痛。偏头痛特异性 5-HT 受体拮抗剂结合简单的止痛剂,大多数头痛可得到有效的治疗。

5-HT 受体拮抗剂治疗偏头痛的疗效是肯定的。麦角胺咖啡因片剂(每片含酒石酸麦角胺 1 mg,咖啡因 100 mg),既能抑制去甲肾上腺素的再摄取,又能拮抗其与 β-肾上腺素受体的结合,于先兆期或头痛开始后服用 1 片,常可使头痛发作终止或减轻。如效果不明显,于数小时后加服 1 片,每天不超过 4 片,每周用量不超过 10 片。该药缺点是不良反应较多,并且有成瘾性,有时剂量会越来越大。常见不良反应为消化道症状、心血管症状,如恶心、呕吐、胸闷和气短等。孕妇,心肌缺血、高血压和肝肾疾病等患者忌用。

麦角碱衍生物酒石酸麦角胺,舒马普坦和二氢麦角胺为偏头痛特异性药物,均为 5-HT 受体拮抗剂。这些药物作用于中枢神经系统和三叉神经中受体介导的神经通路,通过阻断神经源性炎症而起到抗偏头痛作用。

酒石酸麦角胺主要用于中、重度偏头痛,特别是当简单的镇痛治疗效果不足或不能耐受时。其有多项作用:既是 $5-HT_{1A}$、$5-HT_{1B}$、$5-HT_{1D}$ 和 $5-HT_{1F}$ 受体拮抗剂,又是 α-肾上腺素受体拮抗剂,通过刺激动脉平滑肌细胞 5-HT 受体而产生血管收缩作用;它可收缩静脉容量性血管、抑制交感神经末端去甲肾上腺素再摄取。作为 $5-HT_1$ 受体拮抗剂,它可抑制三叉神经血管系统神经源性炎症,其抗偏头痛活性中最基础的机制可能在此,而非其血管收缩作用。其对中枢神经递质的作用对缓解偏头痛发作亦是重要的。给药途径有口服、舌下及直肠给药。生物利用度与给药途径关系密切。口服及舌下含化吸收不稳定,直肠给药起效快,吸收可靠。为了减少过多应用导致麦角胺依赖性或反跳性头痛,一般每周应用不超过 2 次,应避免大剂量连续用药。

Saper 总结酒石酸麦角胺在下列情况下慎用或禁用:年龄 55～60 岁(相对禁忌);妊娠或哺乳;心动过缓(中至重度);心室疾病(中至重度);胶原-肌肉病;心肌炎;冠心病,包括血管痉挛性心绞痛;高血压(中至重度);肝、肾损害(中至重度);感染或高热/败血症;消化性溃疡性疾病;周围血管病;严重瘙痒。另外,该药可加重偏头痛造成的恶心、呕吐。

舒马普坦亦适用于中、重度偏头痛发作。作用于神经血管系统和中枢神经系统,通过抑制或减轻神经源性炎症而发挥作用。曾有人称舒马普坦为偏头痛治疗的里程碑。皮下用药2小时,约80%的急性偏头痛有效。尽管24～48小时内40%的患者重新出现头痛,这时给予第2剂仍可达到同样的有效率。口服制剂的疗效稍低于皮下给药,起效亦稍慢,通常在4小时内起效。皮下用药后4小时给予口吸制剂不能预防再出现头痛,但对皮下用药后24小时内出现的头痛有效。

舒马普坦具有良好的耐受性,其不良反应通常较轻和短暂,持续时间常在45分钟以内,包括注射部位的疼痛、耳鸣、面红、烧灼感、热感、头昏、体重增加、颈痛及发音困难。少数患者于首剂时出现非心源性胸部压迫感,仅有很少患者于后续用药时再出现这些症状。罕见引起与其相关的心肌缺血。

Saper总结应用舒马普坦注意事项及禁忌证为:年龄>55岁(相对禁忌证);妊娠或哺乳;缺血性心肌病(心绞痛、心肌梗死病史和记录到的无症状性缺血);不稳定型心绞痛;高血压(未控制);基底型或偏瘫型偏头痛;未识别的冠心病(绝经期妇女,男性>40岁,心脏病危险因素如高血压、高脂血症、肥胖、糖尿病、严重吸烟及强阳性家族史);肝肾功能损害(重度);同时,应用单胺氧化酶抑制剂或单胺氧化酶抑制剂治疗终止后2周内;同时应用含麦角胺或麦角类制剂(24小时内),首次剂量可能需要在医师监护下应用。

酒石酸二氢麦角胺的效果超过酒石酸麦角胺。大多数患者起效迅速,在中、重度发作特别有用,也可用于难治性偏头痛。与酒石酸麦角胺有共同的机制,但其动脉血管收缩作用较弱,有选择性收缩静脉血管的特性,可静脉注射、肌内注射及鼻腔吸入。静脉注射途径给药起效迅速。肌内注射生物利用度达100%。鼻腔吸入的绝对生物利用度40%,应用酒石酸二氢麦角胺后再出现头痛的频率较其他现有的抗偏头痛剂小,这可能与其半衰期长有关。

酒石酸二氢麦角胺较酒石酸麦角胺具有较好的耐受性、恶心和呕吐的发生率及程度非常低,静脉注射最高,肌内注射及鼻吸入给药低。极少成瘾和引起反跳性头痛。通常的不良反应包括胸痛、轻度肌痛和短暂的血压上升。不应给予有血管痉挛反应倾向的患者,包括已知的周围性动脉疾病、冠状动脉疾病(特别是不稳定性心绞痛或血管痉挛性心绞痛)或未控制的高血压。注意事项和禁忌证同酒石酸麦角胺。

(三)药物预防性治疗

偏头痛的预防性治疗应个体化,特别是剂量的个体化。可根据患者体重、一般身体情况和既往用药体验等选择初始剂量,逐渐加量,如无明显不良反应,可连续用药 2～3 天,无效时再接用其他药物。

1.抗组胺药物

苯噻啶为一有效的偏头痛预防性药物。可每天 2 次,每次 0.5 mg 起,逐渐加量,一般可增加至每天3 次,每次 1.0 mg,最大量不超过 6 mg/d。不良反应为嗜睡、头昏、体重增加等。

2.钙通道拮抗剂

氟桂利嗪,每晚 1 次,每次 5～10 mg,不良反应有嗜睡、锥体外系反应、体重增加和抑郁等。

3.β-受体阻滞剂

普萘洛尔,开始剂量 3 次/日,10 mg/次,逐渐增加至 60 mg/d,也有介绍120 mg/d,心率＜60 次/分钟者停用。哮喘、严重房室传导阻滞者禁用。

4.抗抑郁剂

阿米替林每天 3 次,25 mg/次,逐渐加量。可有嗜睡等不良反应,加量后不良反应明显。氟西汀 20 mg/片,每晨 1 片,饭后服,该药初始剂量及有效剂量相同,服用方便,不良反应有睡眠障碍、胃肠道症状等,常较轻。

5.其他

非甾体抗炎药,如萘普生;抗惊厥药,如卡马西平、丙戊酸钠等;舒必剂、硫必利;中医中药(辨证施治、辨经施治、成方加减和中成药)等皆可试用。

(四)关于特殊类型偏头痛

与偏头痛相关的先兆是否需要治疗及如何治疗,目前尚无定论。通常先兆为自限性的、短暂的,大多数患者于治疗尚未发挥作用时可自行缓解。如果患者经历复发性、严重的和明显的先兆,考虑舌下含化尼非地平,但头痛有可能加重,且疗效亦不肯定。给予舒马普坦及酒石酸麦角胺的疗效亦尚处观察之中。

(五)关于难治性、严重偏头痛性头痛

这类头痛主要涉及偏头痛持续状态,头痛常不能为一般的门诊治疗所缓解。患者除持续的进展性头痛外尚有一系列生理及情感症状,如恶心、呕吐、腹泻、脱水、抑郁和绝望,甚至自杀倾向。用药过度及反跳性依赖、戒断症状常促发这些障碍。这类患者常需收入急诊室观察或住院,以纠正患者存在的生理障碍,如脱水等;排除伴随偏头痛出现的严重的神经内科或内科疾病;治疗纠正药物依赖;预防患者于家中自杀等。应注意患者的生命体征,可做心电图检查。药物可选用酒石酸二氢麦角胺、舒马普坦、鸦片类及止吐药,必要时亦可谨慎给予氯丙嗪等。可选用非肠道途径给药,如静脉或肌内注射给药。一旦发作被控制,可逐渐加入预防性药物治疗。

(六)关于妊娠妇女的治疗

Schulman 建议给予地美罗注射剂或片剂,并应限制剂量。还可应用泼尼松,其不易穿过胎盘,在妊娠早期不损害胎儿,但不宜应用太频。如欲怀孕,最好尽最大可能不用预防性药物并避免应用麦角类制剂。

(七)关于儿童偏头痛

儿童偏头痛用药的选择与成人有很多重叠,如止痛药物、钙离子通道拮抗剂、抗组织胺药物等,但也有人质疑酒石酸麦角胺药物的疗效。如能确诊,重要的是对儿童及其家长进行安慰,使其对本病有一个全面的认识,以缓解由此带来的焦虑,对治疗当属有益。

五、护理

(一)护理评估

1.健康史

(1)了解头痛的部位、性质和程度:询问是全头痛还是局部头痛;是搏动性头痛还是胀痛、钻痛;是轻微痛、剧烈痛还是无法忍受的疼痛。偏头痛常描述为双侧颞部的搏动性疼痛。

(2)头痛的规律:询问头痛发病的急缓,是持续性还是发作性,起始与持续时间,发作频率,激发或缓解的因素,与季节、气候、体位、饮食、情绪、睡眠和疲劳等的关系。

(3)有无先兆及伴发症状:如头晕、恶心、呕吐、面色苍白、潮红、视物不清、闪光、畏光、复视、耳鸣、失语、偏瘫、嗜睡、发热和晕厥等。典型偏头痛发作常有视觉先兆和伴有恶心、呕吐和畏光。

(4)既往史与心理-社会状况:询问患者的情绪、睡眠、职业情况以及服药史,了解头痛对日常生活、工作和社交的影响,患者是否因长期反复头痛而出现恐惧、忧郁或焦虑心理。大部分偏头痛患者有家族史。

2.身体状况

检查意识是否清楚,瞳孔是否等大等圆、对光反射是否灵敏;体温、脉搏、呼吸和血压是否正常;面部表情是否痛苦,精神状态怎样;眼睑是否下垂、有无脑膜刺激征。

3.主要护理问题及相关因素

(1)偏头痛:与发作性神经、血管功能障碍有关。

(2)焦虑:与偏头痛长期、反复发作有关。

(3)睡眠形态紊乱:与头痛长期反复发作和(或)焦虑等情绪改变有关。

(二)护理措施

1.避免诱因

告知患者可能诱发或加重头痛的因素,如情绪紧张、进食某些食物、饮酒、月经来潮和用力性动作等;保持环境安静、舒适及光线柔和。

2.指导减轻头痛的方法

如指导患者缓慢深呼吸,听音乐、练气功和生物反馈治疗,引导式想象,冷、热敷以及理疗、按摩和指压止痛法等。

3.用药护理

告知止痛药物的作用与不良反应,让患者了解药物依赖性或成瘾性的特点,如大量使用止痛剂,滥用麦角胺咖啡因可致药物依赖。指导患者遵医嘱正确服药。

第三节 癫 痫

一、定义

(一)癫痫

癫痫是一组由不同病因所引起,脑部神经元过度同步化,且常具有自限性的异常放电所导致的综合征,以发作性、短暂性、重复性及通常为刻板性的中枢神经系统功能失常为特征。

(二)痫性发作

痫性发作为大脑神经元的一次不正常的过度放电,并包括高度同步的一些行为上的改变。

（三）急性发作

由于大脑结构出现损害或代谢障碍，或急性全身性的代谢紊乱而引起的痫性发作，例如低血糖、酒精中毒等可能引起易感个体痫性发作。

二、病因

癫痫的病因复杂，是获得性和遗传性因素等多因素共同作用的结果。目前，根据病因分为 3 类，即症状性、特发性（遗传性）和隐源性。病因与年龄有明显的关系。在新生儿期病因主要为感染、代谢异常（如维生素 B_6 依赖、低血糖、低钙血症）、出生时缺氧、颅内出血和脑部发育异常；婴儿或年龄小的儿童的病因主要为热性惊厥、遗传代谢性或发育异常性疾病、原发性/遗传性综合征、感染、发育异常和退行性变化；儿童和青春期年轻人主要病因为海马硬化、原发性/遗传性综合征、退行性疾病、发育异常、创伤和肿瘤；成年人最常见的病因为创伤、肿瘤、脑血管病、先天性代谢病、酒精/药物、海马硬化、感染、多发性硬化和退行性疾病；老年人的主要病因为脑血管病、药物/酒精、肿瘤、创伤和退行性变化（如痴呆病）。

三、发病机制

尚不完全清楚，一些重要的发病环节已为人类所知，发病机制见图 3-1。

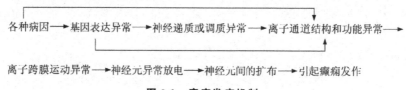

图 3-1 癫痫发病机制

四、分类

（一）癫痫发作的国际分类

1981,年国际抗癫痫联盟关于癫痫发作的分类参照两个标准：①发作起源于一侧或双侧脑部；②发作时有无意识丧失。其依据是脑电图和临床表现，详见表 3-5。

表 3-5 1981 年癫痫发作的国际分类

分类	分类
Ⅰ.部分性（局灶性，局限性）发作	Ⅱ.全身（全面）发作
单纯部分性发作	失神发作
运动症状发作	典型失神发作
躯体感觉或特殊感觉症状性发作	不典型失神发作

续表

分类	分类
有自主神经症状的发作	肌阵挛发作
有精神症状的发作	阵挛性发作
复杂部分性发作	强直发作
单纯部分性发作起病,继而意识丧失	强直阵挛发作
发作开始就有意识丧失	失张力发作
部分性发作进展至继发全身发作	Ⅲ.不能分类的癫痫发作
单纯部分性发作继发全身发作	
复杂部分性发作继发全身发作	
单纯部分性发作进展成复杂部分性发作,然后继发全身发作	

(二)癫痫和癫痫综合征的分类

癫痫和癫痫综合征的分类见表 3-6。

表 3-6 1989 年癫痫和癫痫综合征的国际分类

分类	分类
Ⅰ.与部位有关的癫痫(局部性、局灶性、部分性)	隐源性或症状性癫痫
与发病年龄有关的特发性癫痫	West 综合征(婴儿痉挛)
具有中央颞区棘波的良性儿童期癫痫	Lennox-Gastaut 综合征
具有枕区发放的良性儿童期癫痫	肌阵挛-起立不能性癫痫
原发性阅读性癫痫	肌阵挛失神发作性癫痫
症状性	症状性全身性癫痫
儿童慢性进行性局限型癫痫状态	无特殊病因
有特殊促发方式的癫痫综合征	早发性肌阵挛性脑病
颞叶癫痫	伴爆发抑制的早发性婴儿癫痫性脑病
额叶癫痫	其他症状性全身性发作
枕叶癫痫	特殊性综合征
顶叶癫痫	其他疾病状态下的癫痫发作
隐源性:通过发作类型、临床特征、病因学以及解剖学定位	Ⅲ.不能确定为局灶性或全身性的癫痫或癫痫综合征
Ⅱ.全身型癫痫和癫痫综合征	有全身性和部分性发作的癫痫
与年龄有关的特发性全面性癫痫	新生儿癫痫
良性家族性新生儿惊厥	婴儿重症肌阵挛性癫痫
良性新生儿惊厥	慢波睡眠中伴有连续性棘慢波的癫痫

续表

分类	分类
良性婴儿阵挛性癫痫	获得性癫痫性失语
儿童失神发作	其他不能确定的发作
青少年失神发作	没有明确的全身或局灶特征的癫痫
青少年肌阵挛性癫痫	Ⅳ.特殊综合征
觉醒时全身强直阵挛发作的癫痫	热性惊厥
其他全身性特发性癫痫	孤立单次发作或孤立性单次癫痫状态
特殊活动诱导的癫痫	由乙醇、药物、子痫、非酮症高血糖等因素引起急性代谢或中毒情况下出现的发作

五、癫痫发作的临床表现

癫痫发作的共同特征:发作性、短暂性、重复性和刻板性。不同类型癫痫发作的特点分述如下。

(一)部分性发作

此类发作起始时的临床表现和脑电图均提示发作起源于大脑皮质的局灶性放电,根据有无意识改变和继发全身性发作又分为以下几类。

1.单纯部分性发作

单纯部分性发作起病于任何年龄,发作时患者意识始终存在,异常放电限于局部皮质内,发作时的临床表现取决于异常放电的部位。分为以下4类。

(1)部分运动性发作:皮质运动区病灶诱发的局灶性运动性癫痫表现为身体相应部位的强直和阵挛。痫性放电按人体运动区的分布顺序扩展时称Jackson发作,多起始于拇指和示指、口角或趾和足。阵挛从起始部位逐渐扩大,可以扩展至一侧肢体或半身,但不扩展至全身。神志始终清楚。发作过后可有一过性发作的肢体瘫痪,称Todd瘫痪,可持续数分钟至数天。病灶位于辅助运动区时,发作表现为头或躯体转向病灶的对侧、一侧上肢外展伴双眼注视外展的上肢。

(2)部分感觉(体觉性发作或特殊感觉)性发作:不同感觉中枢的痫性病灶可诱发相应的临床表现,如针刺感、麻木感、视幻觉、听幻觉、嗅幻觉、眩晕和异味觉等。

(3)自主神经性发作:包括上腹部不适感、呕吐、面色苍白、潮红、竖毛、瞳孔散大和尿失禁等。

(4)精神性发作:表现为情感障碍、错觉、结构性幻觉、识别障碍和记忆障碍等。

2.复杂部分性发作

复杂部分性发作起病于任何年龄,但青少年多见。痫性放电通常起源于颞叶内侧或额叶,也可起源于其他部位。发作时有意识障碍,发作期脑电图有单侧或双侧不同步的病灶。常见以下类型:①单纯部分性发作开始,继而意识障碍;②自动症:系在癫痫发作过程中或发作后意识朦胧状态下出现的协调的、相适应的不自主动作,事后往往不能回忆,自动症可表现为进食样自动症、模仿样自动症、手势样自动症、词语性自动症、走动性自动症、假自主运动性自动症和性自动症等;③仅有意识障碍;④意识障碍伴有自动症。发作后常有疲惫、头昏、嗜睡,甚至定向力不全等。

3.部分性发作进展为继发全面性发作

部分性发作进展为继发全面性发作可表现为全身强直-阵挛、强直或阵挛,发作时脑电图为部分性发作迅速泛化成为两侧半球全面性发放。单纯部分性发作可发展为复杂部分性发作,单纯或复杂部分性发作也可进展为全面性发作。

(二)全面性发作

全面性发作的临床表现和脑电图都提示双侧大脑半球同时受累,临床表现多样,多伴有意识障碍并可能是首发症状,分为6类。

1.全面性强直-阵挛发作(generalized tonic-clonic seizure,GTCS)

这是最常见的发作类型之一,以意识丧失和全身对称性抽搐为特征,伴自主神经功能障碍。大多数发作前无先兆,部分患者可有历时极短含糊不清或难以描述的先兆。其后进入:①强直期,患者突然出现肌肉的强直性收缩,影响到呼吸肌时发生喘鸣、尖叫、面色青紫,可出现舌咬伤、尿失禁,持续10～30秒进入阵挛期;②阵挛期,表现为一张一弛的阵挛惊厥性运动,呼吸深而慢,口吐白沫,全身大汗淋漓,持续30秒至数分钟;③阵挛后期,阵挛期之末出现深呼吸,所有肌肉松弛。整个发作过程持续5～10分钟,部分患者进入深睡状态。清醒后常感到头昏、头痛和疲乏无力。发作间期脑电图半数以上有多棘慢复合波、棘慢复合波或尖慢复合波。发作前瞬间脑电活动表现为波幅下降,呈抑制状态,强直期呈双侧性高波幅棘波爆发,阵挛期为双侧性棘波爆发与慢波交替出现,发作后为低波幅不规则慢波。

2.强直性发作

强直性发作多见于弥漫性脑损害的儿童,睡眠中发作较多。表现为全身或部分肌肉的强直性收缩,往往使肢体固定于某种紧张的位置,伴意识丧失、面部青紫、呼吸暂停和瞳孔散大等。发作持续数秒至数十秒。发作间期脑电图可有多棘慢复合波或棘慢复合波,发作时为广泛性快活动或 10～25 Hz 棘波,其前后可有尖慢复合波。

3.阵挛性发作

阵挛性发作几乎都发生于婴幼儿,以重复性阵挛性抽动伴意识丧失为特征,持续 1 至数分钟。发作间期脑电图可有多棘慢复合波或棘慢复合波,发作时为 10～15 Hz 棘波或棘慢复合波。

4.肌阵挛发作

肌阵挛发作发生于任何年龄。表现为突发短促的震颤样肌收缩,可对称性累及全身,可突然倒地,也可能限于某个肌群,轻者仅表现为头突然前倾。单独或成簇出现,刚入睡或清晨欲醒时发作频繁。发作间期脑电图呈现双侧同步的 3～4 Hz 多棘慢复合波或棘慢复合波,发作时可见广泛性棘波或多棘慢复合波。

5.失神发作

失神发作分为典型失神和非典型失神发作。①典型失神发作:儿童期起病,预后较好,有明显的自愈倾向。表现为突然发生和突然终止的意识丧失,同时中断正在进行的活动。有时也可伴有自动症或轻微阵挛,一般只有几秒钟。发作后即刻清醒,继续发作前活动,每天可发作数次至数百次。脑电图在发作期和发作间期均可在正常的背景上出现双侧同步对称的 3 Hz 棘慢复合波。②非典型失神发作:多见于有弥漫性脑损害的患儿,常合并智力减退,预后较差。发作和终止均较典型者缓慢,肌张力改变明显。发作期和发作间期脑电图表现为不规则、双侧不对称、不同步的棘慢复合波。两者鉴别见表 3-7。

6.失张力发作

失张力发作多见于发育障碍性疾病和弥漫性脑损害,儿童期发病。表现为部分或全身肌肉张力突然丧失,出现垂颈、张口、肢体下垂、跌倒发作或猝倒等。持续数秒至 1 分钟。可与强直性、非典型失神发作交替出现。发作间期脑电图为多棘慢复合波,发作时表现为多棘慢复合波、低电压、快活动脑电图。

表 3-7　典型失神发作与非典型失神发作的鉴别

鉴别要点	典型失神发作	非典型失神发作
持续时间	10～20秒	较长
意识丧失	完全	不完全
开始	突然	不太突然

续表

鉴别要点	典型失神发作	非典型失神发作
终止	突然	不太突然
发作次数	每天多次	较少
过度换气	常可诱发	不常诱发
合并现象	短暂眼睑阵挛	自动症、肌张力变化和自主神经表现
年龄	4～20 岁	任何年龄
病因	原发性	症状性
脑电图	背景正常,双侧对称同步 2～4 Hz棘慢复合波	背景异常,不对称不规则 2～2.5 Hz 棘(尖)慢复合爆发,阵发性快波
治疗	疗效好	疗效差

六、常见癫痫及癫痫综合征的临床表现

(一)与部位有关的癫痫

1.与发病年龄有关的特发性癫痫

(1)具有中央-颞区棘波的良性儿童性癫痫:好发于 2～13 岁,有显著的年龄依赖性,多于15～16 岁前停止发作。男女比例为 1.5∶1。发作与睡眠关系密切,大约 75％的患儿只在睡眠时发生。多表现为部分性发作,出现口部、咽部和一侧面部的阵挛性抽搐,偶尔可以涉及同侧上肢,有时会发展为全面强直-阵挛发作,特别是在睡眠中。一般,体格检查、神经系统检查及智力发育均正常。脑电图显示中央颞区单个或成簇出现的尖波或棘波,可仅局限于中颞部或中央区,也可向周围扩散。异常放电与睡眠密切相关,睡眠期异常放电明显增多。

(2)具有枕区放电的良性儿童癫痫:好发年龄 1～14 岁,4～5 岁为发病高峰。发作期主要表现为视觉异常和运动症状。一般,首先表现为视觉异常,如一过性视力丧失、视野暗点、偏盲和幻视等。视觉异常之后或同时可出现一系列的运动症状,如半侧阵挛、复杂部分发作伴自动症和全身强直阵挛发作。发作后常常伴有头痛和呕吐,约 30％的患者表现为剧烈的偏侧头痛。17％还伴有恶心、呕吐。发作频率不等,清醒和睡眠时都有发作。一般,体格检查、神经系统检查及智力发育均正常。典型发作间期脑电图表现为背景正常,枕区出现高波幅的双相棘波。棘波位于枕区或后颞,单侧或双侧性。

(3)原发性阅读性癫痫:由阅读引起,没有自发性发作的癫痫综合征。临床表现为阅读时出现下颌痉挛,常伴有手臂的痉挛,如继续阅读则会出现全身强

直-阵挛发作。

2.症状性癫痫

(1)颞叶癫痫:主要发生在青少年,起病年龄为 10～20 岁,62％的患者在 15 岁以前起病。发作类型有多种,主要包括单纯部分性发作、复杂部分性发作以及继发全身性发作。发作先兆常见,如上腹部感觉异常、似曾相识、嗅觉异常、幻视和自主神经症状等。复杂部分性发作多表现为愣神,各种自动症如咀嚼、发音、重复动作以及复杂的动作等。发作间期脑电图正常或表现为一侧或双侧颞区尖波/棘波、尖慢波/棘慢波和慢波。蝶骨电极或长程监测可以提高脑电图阳性率。

(2)额叶癫痫:发作形式表现为单纯性或复杂性部分性发作,常伴有继发全身性发作。丛集性发作,每次发作时间短暂,刻板性突出,强直或姿势性发作及下肢双侧复杂的运动性自动症明显,易出现癫痫持续状态。发作间期脑电图可显示正常、背景不对称、额区尖波/棘波、尖慢波/棘慢波和慢波。

(3)枕叶癫痫:发作形式主要为伴有视觉异常的单纯性发作,伴有或不伴有继发全身性发作。复杂部分性发作是因为发放扩散到枕叶以外的区域所致。视觉异常表现为发作性盲点、偏盲、黑蒙、闪光、火花、光幻视及复视等,也可出现知觉性错觉,如视物大小的变化或距离变化以及视物变形;非视觉性症状表现为眼和头强直性或阵挛性向病灶对侧或同侧转动,有时只有眼球转动,眼睑抽动或强迫性眼睑闭合。可见眼震。发作间期脑电图表现为枕部背景活动异常,如一侧性α波波幅降低、缺如或枕部尖波/棘波。

(4)顶叶癫痫:发作形式为单纯部分性发作,伴有或不伴有继发全身性发作。通常有明显主观感觉异常症状。少数有烧灼样疼痛感。

(5)儿童慢性进行性局限型癫痫状态:表现为持续数小时、数天,甚至数年的,仅影响身体某部分的节律性肌阵挛。脑电图表现为中央区局灶性棘慢波,但无特异性。

(6)有特殊促发方式的癫痫综合征:指发作前始终存在环境或内在因素所促发的癫痫。有些癫痫发作由特殊感觉或知觉所促发(反射性癫痫),也可由高级脑功能的整合(如记忆或模式认知)所促发。

(二)全身型癫痫和癫痫综合征

1.与发病年龄有关的特发性癫痫

(1)良性家族性新生儿惊厥:发病年龄通常在出生后 2～3 天。男女发病率大致相当。惊厥形式以阵挛为主,有时呈强直性发作,也可表现为呼吸暂停,持续时间一般 1～3 分钟,起病开始日内发作频繁,以后发作减少,有些病例的散在发作持续数周。发作期脑电图可见快波、棘波。发作间期脑电图检查正常。部分有病例局灶性或多灶性异常。

(2)良性新生儿惊厥:发作常在出生后 3～4 天发生,男孩多于女孩。惊厥形式以阵挛为主,可从一侧开始,然后发展到另一侧,很少为全身四肢同时阵挛,发作持续时间为 1～3 分钟。发作频繁。1/3 患儿出现呼吸暂停。惊厥开始时神经系统检查正常,惊厥持续状态时可出现昏睡状态及肌张力低下。60% 病例发作间期脑电图可见交替出现的尖样 θ 波,部分可显示局灶性异常。发作期 EEG 可见有规律的棘波或慢波。

(3)良性婴儿肌阵挛癫痫:病前精神运动发育正常。发病年龄为出生后 4 个月至 3 岁,男孩多见。部分患者有热性惊厥史或惊厥家族史。发作表现为全身性粗大肌阵挛抽动,可引起上肢屈曲,如累及下肢可出现跌倒。发作短暂,1～3 秒。发作主要表现在清醒时,无其他类型的发作。脑电图背景活动正常,发作间期脑电图正常或有短暂的全导棘慢波、多棘慢波爆发,发作期全导棘慢波或多棘慢波爆发。

(4)儿童失神发作:发病年龄 3～10 岁,发病高峰年龄为 6～7 岁,男女之比约为 2∶3。发作形式为典型的失神发作。表现为突然意识丧失,但不跌倒,精神活动中断,正在进行的活动停止。两眼凝视前方,持续数秒钟,绝大多数在 30 秒以内,很少超过 45 秒。随之意识恢复。发作频繁,每天数次至数百次。临床表现可分为简单失神和复杂失神两种。简单失神发作仅有上述表现,约占 10%。复杂失神发作占大多数,表现为失神发作同时可伴有其他形式的发作,常见为轻微阵挛、失张力、自动症和自主神经的症状。患儿智力发育正常,神经系统检查无明显异常。脑电图表现为正常背景上双侧同步的 3 Hz 的棘慢波综合。光和过度换气可诱发发作。

(5)青少年期失神发作:在青春期或青春期前开始发作,无性别差异。发作形式为典型的失神发作,但其他临床表现与儿童失神癫痫不同。约 80% 伴有强直-阵挛发作。大部分患者在醒后不久发生。15%～20% 的病例伴有肌阵挛发作。发作频率明显少于儿童失神发作。智力发育正常。脑电图背景正常,发作期和发作间期显示 3 Hz 弥散性棘慢波综合。

(6)青少年肌阵挛性癫痫:发病年龄主要集中在 8～22 岁,平均发病年龄为 15 岁,发病无性别差异。发作形式以肌阵挛为主。约 30% 的患者发展为强直-阵挛、阵挛-强直-阵挛和失神发作。发作常出现在夜间、凌晨或打盹后。最早的症状往往是醒后不久即出现肌阵挛或起床不久手中所拿的物品突然不自主地掉落。85%的患儿在起病数月或数年后出现全面性强直-阵挛发作,10%～15%的患儿有失神发作。患者神经系统发育及智能均正常,神经影像学检查正常。一般不能自行缓解,亦无进行性恶化。发作期脑电图表现为广泛、快速和对称的多棘慢波,随后继发少数慢波。发作间期脑电图可有快速、广泛和不规则的棘慢波放电,睡眠剥夺、闪光刺激等可诱发发作。

(7)觉醒时全身强直阵挛发作的癫痫:起病于10～20岁,主要于醒后不久发作,第2个发作高峰为傍晚休息时间,绝大部分以全身强直阵挛发作为唯一发作形式。剥夺睡眠和其他外界因素可激发发作。常有遗传因素。

(8)其他全身性特发性癫痫:指其他自发性癫痫,如不属于上述综合征之一,可归于本项内。

(9)特殊活动诱导的癫痫:包括反射性癫痫及其他非特异因素(不眠、戒酒、药物戒断和过度换气)诱发的癫痫。

2.隐源性或症状性癫痫

(1)West综合征(婴儿痉挛):是一类病因不同、几乎只见于婴儿期的、有特异性脑电图表现且抗癫痫药物治疗效果不理想的癫痫综合征。由特异性三联征组成:婴儿痉挛、精神运动发育迟滞及EEG高度节律失调。85%～90%的患儿在出生后1年内发病,发病高峰为6～8个月。发病性别无显著差异。痉挛可为屈曲性、伸展性和混合性3种形式。

(2)Lennox-Gastaut综合征(LGS):特发性LGS无明确病因。症状性LGS的病因主要包括:围生期脑损伤、颅内感染、脑发育不良、结节性硬化和代谢性疾病等。LGS的主要特点包括:起病年龄早,多在4岁前发病,1～2岁最多见;发作形式多样,可表现为强直发作、肌阵挛发作、不典型失神发作、失张力发作和全身强直-阵挛性发作等多种发作类型并存;发作非常频繁;常伴有智力发育障碍。脑电图表现为背景活动异常、慢棘慢波复合(<3 Hz)。

(3)肌阵挛-猝倒性癫痫:常有遗传因素。起病年龄为6个月至6岁,发病高峰年龄为3～4岁。发作形式多样,常见轴性肌阵挛发作,以头、躯干为主,表现为突然、快速地用力点头、向前弯腰,同时两臂上举。有时,在肌阵挛后出现肌张力丧失,表现为屈膝、跌倒和不能站立。发病前智力发育正常,发病后有智力减退。脑电图早期有4～7 Hz节律,余正常,以后可有不规则快棘慢综合波或多棘慢波综合波。

(4)肌阵挛失神发作性癫痫:起病年龄2～12.5岁,发病高峰年龄为7岁,男性略多于女性。发作类型以失神发作和肌阵挛发作为主。表现为失神发作伴双侧节律性肌阵挛性抽动,发作持续时间较失神发作长,10～60秒。约一半患儿在发病前即有不同程度的智力低下,但无其他神经系统的异常发现。脑电图上可见双侧同步对称、节律性的3 Hz棘慢复合波,类似失神发作。

3.症状性全身性癫痫及癫痫综合征

症状性全身性癫痫及癫痫综合征包括无特殊病因的早期肌阵挛性癫痫性脑病、伴爆发抑制的早发性婴儿癫痫性脑病,其他症状性全身性癫痫和有特殊病因的癫痫。

(1)早发性肌阵挛性脑病:出生后3个月内(多在1个月内)起病,男女发病率大致相当。病前无脑发育异常。初期为非连续性的单发肌阵挛(全身性或部分性),然后为怪异的部分性发作,大量的肌阵挛或强直阵挛。脑电图特征为"爆发-抑制",随年龄增长可逐渐进展为高度节律失调。家族性病例常见,提示与先天代谢异常有关。

(2)伴爆发抑制的早发性婴儿癫痫性脑病:又称大田原综合征。新生儿及婴儿早期起病,半数以上发病在1个月以内,男女发病率无明显差异。发作形式以强直痉挛为主。常表现为"角弓反张"姿势,极度低头、肢伸向前、身体绷紧。发作极为频繁。伴有严重的精神运动障碍,常在4～6个月时进展为婴儿痉挛。脑电图呈周期性爆发抑制波形是本病的特点,但并非本病所特有。

(三)不能分类的癫痫

1.新生儿癫痫

由于新生儿的特点,癫痫发作的临床表现常容易被忽略。发作包括眼水平性偏斜、伴或不伴阵挛、眼睑眨动或颤动、吸吮、咂嘴及其他颊-唇-口动作、游泳或踏足动作,偶尔为呼吸暂停发作。新生儿发作还见于肢体的强直性伸展、多灶性阵挛性发作和局灶性阵挛性发作。脑电图表现为爆发抑制性活动。

2.婴儿重症肌阵挛性癫痫

婴儿重症肌阵挛性癫痫起病年龄1岁以内,病因不清。发作形式以肌阵挛为主。早期为发热诱发长时间的全身性或一侧性惊厥发作,常被误诊为婴儿惊厥。1～4岁以后渐出现无热惊厥。易发生癫痫持续状态。进行性精神运动发育倒退,特别是语言发育迟缓。60%的患儿有共济失调,20%的患儿有轻度的锥体束征。脑电图表现为广泛性棘慢波、多棘慢波。

3.慢波睡眠中伴有连续性棘慢波的癫痫

本型癫痫由各种发作类型联合而成。在睡眠中有部分性或全身性发作,当觉醒时为不典型失神,不出现强直发作。特征脑电图表现为在慢波睡眠相中持续的弥散性棘慢波。

4.获得性癫痫性失语

获得性癫痫性失语又称 Landau-Kleffner 综合征(LKS),主要特点为获得性失语和脑电图异常。本病的病因尚未明确,发病年龄在 18 个月至 13 岁,约 90%在 2~8 岁起病。男性发病略高于女性。发病前患儿语言功能正常。失语表现为能听到别人说话的声音,但不能理解语言的意义,逐渐发展为不能用语言进行交流,甚至完全不能表达。患儿已有的书写或阅读功能也逐渐丧失。失语的发展过程有 3 种类型:突发性失语,症状时轻时重,最终可以恢复;失语进行性发展,最终导致不可恢复的失语;临床逐渐出现失语,病情缓慢进展,失语恢复的情况不尽一致。80%的患者合并有癫痫发作。约一半患者以癫痫为首发症状,而另一半以失语为首发症状。癫痫的发作形式包括部分运动性发作、复杂部分性发作、全面性强直一阵挛发作,失张力发作或不典型发作。清醒和睡眠时均有发作。发作的频率不等。70%的患儿有精神行为异常,表现为多动、注意力不集中、抑郁、暴躁、智力减退、易激动和破坏性行为,有些患儿可表现为孤独症样动作。发作间期清醒脑电图背景活动多正常,异常脑电活动可见于单侧或双侧颞区单个或成簇的棘波、尖波或 1.5~2.5 Hz 的棘慢波综合。睡眠时异常放电明显增多,阳性率几乎 100%。有时异常放电呈弥漫性分布。

(四)特殊癫痫综合征

热性惊厥:指初次发作在 1 个月至 6 岁,在上呼吸道感染或其他感染性疾病的初期,当体温在 38 ℃以上时突然出现的惊厥,排除颅内感染或其他导致惊厥的器质性或代谢性异常。有明显的遗传倾向。发病与年龄有明显的依赖性,首次发作多见于 6 个月至 3 岁。

七、癫痫的诊断思路

(一)确定是否为癫痫

1.病史

癫痫有两个重要特征,即发作性和重复性。发作性是指突然发生,突然停止;重复性是指在一次发作后,间隔一定时间后会有第二次乃至更多次相同的发作。癫痫患者就诊时间多在发作间歇期,体格检查多正常,因此诊断主要根据病史。但患者发作时常有意识丧失,难以自述病情,只能依靠目睹患者发作的亲属及其他在场人员描述,经常不够准确。医师如能目睹患者的发作,对诊断有决定性的作用。

2.脑电图检查

脑电图的痫性放电是癫痫的一个重要特征,也是诊断癫痫的主要证据之一。某些形式的电活动对癫痫的诊断具有特殊的意义。与任何其他检查一样,脑电图检查也有其局限性,对临床表现为痫性发作的患者,脑电图检查正常不能排除癫痫,脑电图出现癫痫波形,而临床无癫痫发作的患者也不能诊断癫痫,只能说明其存在危险因素。目前,脑电图检查主要有:常规脑电图检查、携带式脑电图检查及视频脑电图监测。随着视频脑电图监测的临床应用,提高了癫痫诊断的阳性率。

(二)明确癫痫发作的类型或癫痫综合征

不同类型的癫痫治疗方法亦不同,发作类型诊断错误可能导致药物治疗的失败。

(三)确定病因

脑部 MRI、CT 检查可确定脑结构性异常或损害。

八、癫痫的治疗

(一)药物治疗

首先明确癫痫诊断,然后根据脑电图(EEG)、神经影像学检查进一步确诊、确定发作类型及可能属于哪种癫痫综合征,最后确定病因,尤其对首次发作者。应注意,已知的与癫痫相关的可逆性代谢异常状态,如低、高血钠症,低、高血糖症,低血钙等;某些疾病,如高血压脑病、脑炎和颅内占位等;药物撤退或中毒,如酒精、巴比妥类等。一般情况下,首次发作后暂不进行药物治疗,通常推荐有计划的随诊。有多次(两次或两次以上)发作,其发作间隔≥24 小时,应开始有规律运用抗癫痫药物治疗。用药前应向患者及其家属说明癫痫治疗的长期性、药物的毒副作用和生活中的注意事项。依从性是应用抗癫痫药物成败的关键因素之一。

根据发作类型选择抗癫痫药物(AEDS),部分性发作选择卡马西平(CBZ)和苯妥英钠(PHT),其次为丙戊酸钠(VPA)、奥卡西平(OXC)、氨己烯酸(VGB)、苯巴比妥(PB)、扑痫酮(PMD)、拉莫三嗪(LTG)、加巴喷丁(GBP)和托吡酯(TPM);全身性发作时,选用 VPA。症状性癫痫选用 CBZ 或 PHT;Lennox-Gastaut 综合征选用氯硝西泮和 VPA;婴儿痉挛选用 ACTH、VPA 和硝西泮。

失神发作首选乙琥胺(ESM),但在我国首选为 VPA,其次为 LTG、氯硝西泮。肌阵挛发作首选 VPA,其次为 LTG、氯硝西泮。原发性 GTCS 首选 VPA、CBZ、PHT。

1.治疗原则

精简用药种类,坚持单药治疗。约 80% 的癫痫患者单药治疗有效,且比药物合用不良反应少;无药物相互作用;依从性比药物合用好;费用相对较少。所有新诊断的癫痫患者只要可能都应选用单药治疗。

2.联合用药原则

如单药治疗确实无效,可考虑在一种有效或效差的 AEDS 基础上加第 2 种 AEDS。其一般原则是:①尽量不选择化学结构或作用机制相似的药物,如 PB+PMD 和 PHT+CBZ;②药物之间相互作用大的一般不搭配,如 PHT+CBZ(均为肝酶诱导剂);③毒副反应相同或可能产生特殊反应者不宜搭配,如 PBC+CBZ(加重嗜睡)。坚持长期规则用药,AEDS 控制发作后必须坚持长期服用的原则,除非出现严重不良反应,否则不宜随意减量或停药,以免诱发癫痫状态。

3.个体化治疗方案

每例患者应根据不同的发作类型和癫痫综合征、年龄和个体特殊情况(如妊娠、肝肾功能损害患者),从小剂量(小儿按千克体重)开始逐渐加量,观察临床反应,参考血药浓度,个体化调整维持剂量的大小。进行药物监测可提高药物的有效性和安全性,当有相互作用的药物联用时、癫痫发作控制不理想时、有药物中毒的迹象或症状出现时及加药或改变剂量后近 2 周时都应检查血药浓度。

4.疗程与增减药、停药原则

增药适当快,减药一定要慢。有缓慢减药(1～2 年)与快速减药(1.5～9 个月)两种方式。据资料统计,两种方式减药后癫痫复发的危险性无差异。但对有耐药性的药物,如 PB 要慢减,一种药停完后再停另一种药。

5.停药的条件

当癫痫患者用药≥2 年无发作、24 小时脑电图无痫样放电可考虑停药;一般,需要 5～12 个月的时间完全停用。停药前应再次检查脑电图及药物血浓度。如停药后复发,需重新治疗,复发后用药应持续 3～5 年再考虑停药,甚至有可能要终生服药。

目前有许多新的 AEDS 运用于临床,最常见的有托吡酯(妥泰,TPM)、加巴喷丁(GBP)、拉莫三嗪(LTG)、氨己烯酸(VGB)、唑尼沙胺(ZNS)、非尔氨酯

(FBM)、替加平(TGB)、乐凡替拉西坦(LEV)、米拉醋胺(milacemide)、普罗加比(progabide)、氟苯桂嗪(西比灵)和司替戊醇(stiripentol)等。新的 AEDS 可用于添加治疗和单一治疗,但基于目前临床应用有限、新药价格昂贵,一般多作为添加药物治疗顽固性癫痫,作为单一治疗的临床应用有待进一步总结经验。

(二)迷走神经刺激治疗

近年来,国外有学者采用间断迷走神经刺激辅助治疗癫痫,控制癫痫发作能取得一定疗效。临床试验研究表明,迷走神经刺激疗法可使发作减少 75%,高频率刺激优于低频率刺激。迷走神经刺激后常见的不良反应有声音嘶哑、轻咳、咽痛和感觉异常等,但治疗结束后,上述不良反应消失。迷走神经刺激疗法对心肺功能无明显影响,对难治性癫痫治疗是一种安全有效的新办法。

(三)手术治疗

目前,癫痫的治疗尽管有神经外科手术、立体定向放射或生物反馈技术等方法,但控制癫痫主要还是药物治疗。癫痫患者经过正规的抗癫痫药物治疗,最终仍有 15%~20% 成为难治性癫痫,这部分癫痫采用内科的药物治疗是无法控制发作的,因而应考虑外科手术治疗。但是,难治性癫痫的手术是否成功,关键在于手术前定位是否准确,应采用多种检查,但主要是电生理检查。一般头皮脑电图不能准确定位,必须做硬膜下电极或深部电极配合 Video 监测,监测到患者的临床发作,仔细分析发作前瞬间、发作中以及发作后脑电图变化才能准确定出引起癫痫发作的病灶。MRI、MRC(磁共振波谱)可起到重要辅助作用。此外,SPECT、PET 对癫痫病灶定位有重要价值,但并非绝对特异,对癫痫病灶定位一定要多方检查、综合分析,避免失误。目前,癫痫的手术治疗主要有以下几种:①大脑半球切除术;②局部、脑叶和多个脑叶切除术;③颞叶切除术;④胼胝体切开术;⑤立体定向术。

九、癫痫的护理

(一)主要护理诊断及医护合作性问题

1.清理呼吸道无效

其与癫痫发作时意识丧失有关。

2.生活自理缺陷

其与癫痫发作时意识丧失有关。

3.知识缺乏

其缺乏长期正确服药的知识。

4.有受伤的危险

其与癫痫发作时意识突然丧失、全身抽搐有关。

5.有窒息的危险

其与癫痫发作时喉头痉挛、意识丧失、气道分泌物增多误入气管有关。

6.潜在并发症

脑水肿、酸中毒或水、电解质失衡。

(二)护理目标

(1)患者呼吸道通畅。

(2)未发生外伤、窒息等并发症。

(3)患者的生活需要得到满足。

(4)对疾病的过程、预后和预防有一定了解。

(三)护理措施

1.一般护理

保持环境安静,避免过劳、便秘、睡眠不足、感情冲动及强光刺激等;适当参加体力和脑力活动,劳逸结合,做力所能及的工作,间歇期可下床活动,出现先兆即刻卧床休息;癫痫发作时应有专人护理,并加以防护,以免坠床及碰伤。切勿用力按压患者的肢体以免骨折。

2.饮食护理

给予清淡饮食,避免过饱,戒烟、酒。因发作频繁不能进食者给予鼻饲流质。

3.症状护理

当患者正处在意识丧失和全身抽搐时,首先应采取保护性措施,防止发生意外,而不是先给药。

(1)防止外伤:迅速使患者就地躺下,用厚纱布包裹的压舌板或筷子、纱布和手绢等置于上、下臼齿间以防咬伤舌头及颊部;癫痫发作时切勿用力按压抽搐的肢体,以免造成骨折及脱臼;抽搐停止前,护理人员应守护在床边观察患者是否意识恢复,有无疲乏、头痛等。

(2)防止窒息:患者应取头低侧卧位,下颌稍向前,解开衣领和腰带,取下活动性假牙,及时吸出痰液。必要时,托起下颌,将舌用舌钳拉出,以防舌后坠引起呼吸道阻塞。不可强行喂食、喂水,以免误入气管窒息或致肺内感染。

4.用药护理

根据癫痫发作的类型遵医嘱用药,切不可突然停药、间断和不规则服药,注意观察用药疗效和不良反应。

5.癫痫持续状态护理

严密观察病情变化,一旦发生癫痫持续状态,应立即采取相应的抢救措施:

(1)立即按医嘱地西泮 $10\sim20$ mg 缓慢静脉推注,速度每分钟不超过 2 mg,用药中密切观察呼吸、心律、血压的变化,如出现呼吸变浅、昏迷加深和血压下降,应暂停注射。

(2)保持病室环境安静,避免外界各种刺激,应设专人守护,床周加设护栏以保护患者免受外伤。护理人员的所有操作动作要轻柔,尽量集中。

(3)严密观察病情变化,做好生命体征、意识和瞳孔等方面的监测,及时发现并处理高热、周围循环衰竭和脑水肿等严重并发症。

(4)连续抽搐者应控制入液量,按医嘱快速静脉滴注脱水剂,并给氧气吸入,以防缺氧所致脑水肿。

(5)保持呼吸道通畅和口腔清洁,防止继发感染。

6.心理护理

癫痫患者常因反复发作、长期服药而精神负担加重,感到生气、焦虑和无能为力。护理人员应了解患者的心理状态,有针对性提供帮助。避免采取强制性措施等损害患者自尊心的行为。鼓励患者正确认识疾病,克服自卑心理,努力消除诱发因素,以乐观心态接受治疗。鼓励家属、亲友向患者表达不嫌弃和关爱的情感,解除患者的精神负担,增强其自信心。

7.健康指导

(1)避免诱发因素:向患者及家属介绍本病基本知识及发作时家庭紧急护理方法。避免诱发因素如过度疲劳、睡眠不足、便秘、感情冲动、受凉感冒和饥饿过饱等,反射性癫痫还应避免突然的声光刺激、惊吓和外耳道刺激等因素。

(2)合理饮食:保持良好的饮食习惯,给予清淡且营养丰富的饮食为宜,不宜辛辣、过咸,避免饥饿或过饱,戒烟酒。

(3)适当活动:鼓励患者参加有益的社交活动,适当参与体力和脑力活动,做力所能及的工作,注意劳逸结合,保持乐观情绪。

(4)注意安全:避免单独行动,禁止参与危险性的工作和活动,如攀高、游泳、驾驶车辆和带电作业等;随身携带简要病情诊疗卡,注明姓名、地址、病史和联系电话等,以备发作时取得联系,便于抢救。

(5)用药指导:应向患者及家属说明遵守用药原则的重要性,要坚持长期、规律服药,不得突然停药、减药和漏服药等。注意药物不良反应,一旦发现立即就医。

（四）护理评价

患者的基本生活需要得到满足，能够避免诱因，有效地预防发作，积极配合治疗。未发生并发症。

第四节 帕金森病

帕金森病旧称震颤麻痹，是发生于中年以上的中枢神经系统慢性进行性变性疾病，病因至今不明。多缓慢起病，逐渐加重。病变主要在黑质和纹状体。其他疾病累及锥体外系统也可引起同样的临床表现者，则称为震颤麻痹综合征或帕金森综合征。由 James Parkinson（1817）首先描述。65 岁以上人群患病率为 1 000/100 000，随年龄增高，男性稍多于女性。

一、临床表现

（一）震颤

肢体和头面部不自主抖动，这种抖动在精神紧张时和安静时尤为明显，病情严重时抖动呈持续性，只有在睡眠后消失。

（二）肌肉僵直，肌张力增高

肌肉僵直，肌张力增高表现为手指伸直，掌指关节屈曲，拇指内收，腕关节伸直，头前倾，躯干俯屈，髋关节和膝关节屈曲等特殊姿势。

（三）运动障碍

运动减少，动作缓慢，写字越写越小，精细动作不能完成，开步困难，慌张步态，走路前冲，呈碎步，面部缺乏表情。

（四）其他症状

多汗、便秘、油脂脸、直立性低血压和精神抑郁症状等，部分患者伴有智力减退。

二、体格检查

（一）震颤

检查可发现静止性、姿势性震颤，手部可有搓丸样动作。

（二）肌强直

患肢肌张力增高,可因均匀的阻力而出现"铅管样强直",如伴有震颤则似齿轮样转动,称为"齿轮样强直"。四肢躯干颈部和面部肌肉受累出现僵直,患者出现特殊姿态。

（三）运动障碍

平衡反射、姿势反射和翻正反射等障碍以及肌强直导致的一系列运动障碍,写字过小症以及慌张步态等。

（四）自主神经系统体征

仅限于震颤一侧的大量出汗和皮脂腺分泌增加等体征,食管、胃及小肠的功能障碍导致吞咽困难和食管反流,以及顽固性便秘等。

三、辅助检查

（一）MRI

唯一的改变为在 T_2 相上呈低信号的红核和黑质网状带间的间隔变窄。

（二）正电子发射计算机断层扫描（PET）

PET 可检出纹状体摄取功能下降,其中又以壳核明显,尾状核相对较轻,即使症状仅见于单侧的患者也可查出双侧纹状体摄功能降低。尚无明确症状的患者,PET 若检出纹状体的摄取功能轻度下降或处于正常下界,以后均发病。

四、诊断

（一）诊断思维

(1)帕金森病实验室检查及影像学检查多无特殊异常,临床诊断主要依赖发病年龄、典型临床症状及治疗性诊断(即应用左旋多巴有效)。

(2)帕金森病诊断明确后,还须进行 UPDRS 评分及分级,来评判帕金森病的严重程度并指导下步治疗。

（二）鉴别诊断

1.脑炎后帕金森综合征

通常所说的昏睡性脑炎所致帕金森综合征,已近 70 年未见报道,因此该脑炎所致脑炎后帕金森综合征也随之消失。近年报道病毒性脑炎患者可有帕金森样症状,但本病有明显感染症状,可伴有脑神经麻痹、肢体瘫痪、抽搐、昏迷等神经系统损害的症状,脑脊液可有细胞数轻-中度增高、蛋白增高、糖减低等。病情缓解后其帕金森样症状随之缓解,可与帕金森病鉴别。

2.肝豆状核变性

隐性遗传性疾病约 1/3 有家族史,青少年发病,可有肢体肌张力增高、震颤、面具样脸、扭转痉挛等锥体外系症状。具有肝脏损害,角膜 K-F 环及血清铜蓝蛋白降低等特征性表现。可与帕金森病鉴别。

3.特发性震颤

特发性震颤属显性遗传病,表现为头、下颌、肢体不自主震颤,震颤频率可高可低,高频率者甚似甲状腺功能亢进,低频者甚似帕金森震颤。本病无运动减少、肌张力增高及姿势反射障碍,并于饮酒后消失,普萘洛尔治疗有效等,可与原发性帕金森病鉴别。

4.进行性核上性麻痹

本病也多发于中老年,临床症状可有肌强直、震颤等锥体外系症状。但本病有凸出的眼球凝视障碍,肌强直以躯干为重、肢体肌肉受累轻而较好的保持了肢体的灵活性,颈部伸肌张力增高致颈项过伸与帕金森病颈项屈曲显然不同,均可与帕金森病鉴别。

5.Shy-Drager 综合征

临床常有锥体外系症状,但因有突出的自主神经症状,如晕厥、直立性低血压、性功能及膀胱功能障碍,左旋多巴制剂治疗无效等,可与帕金森病鉴别。

6.药物性帕金森综合征

过量服用利血平、氯丙嗪、氟哌啶醇及其他抗抑郁药物均可引起锥体外系症状,因有明显的服药史,并于停药后减轻可资鉴别。

7.良性震颤

良性震颤指没有脑器质性病变的生理性震颤(肉眼不易觉察)和功能性震颤。功能性震颤包括:①生理性震颤加强(肉眼可见)多呈姿势性震颤,与肾上腺素能的调节反应增强有关;也见于某些内分泌疾病,如嗜铬细胞瘤、低血糖、甲状腺功能亢进。②可卡因和乙醇中毒以及一些药物的不良反应;癔症性震颤,多有心因性诱因,分散注意力可缓解震颤。③其他,如情绪紧张时和做精细动作时出现的震颤。良性震颤临床上无肌强直、运动减少和姿势异常等帕金森病的特征性表现。

五、治疗

(一)一般治疗

因本病的临床表现为震颤、强直、运动障碍、便秘和生活不能自理,故家属及医务人员应鼓励帕金森病早期患者多做主动运动,尽量继续工作,培养业余爱好,多吃蔬菜、水果或蜂蜜,防止摔跤,避免刺激性食物和烟酒。对晚期卧床患者,应勤翻身,多在床上做被动运动,以防发生关节固定、压疮及坠积性肺炎。

(二)药物治疗

帕金森病宜首选内科治疗,多数患者可通过内科药物治疗缓解症状。

各种药物治疗虽能使患者的症状在一定时期内获得一定程度的好转,但皆不能阻止本病的自然发展。药物治疗必须长期坚持,而长期服药则药效减退和不良反应难以避免。虽然有相当一部分患者通过药物治疗可获得症状改善,但即使目前认为效果较好的左旋多巴或复方多巴(美多芭及信尼麦),也对15%左右患者根本无效。用于治疗本病的药物种类繁多,现今最常用者仍为抗胆碱能药和多巴胺替代疗法。

1.抗胆碱能药物

该类药物最早用于帕金森病的治疗,常用者为苯海索2 mg,每天3次口服,可酌情增加;东莨菪碱0.2 mg,每天3～4次口服;甲磺酸苯扎托品2～4 mg,每天1～3次口服等。因甲磺酸苯扎托品对周围副交感神经的阻滞作用,不良反应多,应用越来越少。

2.多巴胺替代疗法

此类药物主要补充多巴胺的不足,使乙酰胆碱-多巴胺系统重获平衡而改善症状。最早使用的是左旋多巴,但其可刺激外周多巴胺受体,引起多方面的外周不良反应,如恶心、呕吐、厌食等消化道症状和血压降低、心律失常等心血管症状。目前不主张单用左旋多巴治疗,用它与苄丝肼或卡比多巴的复合制剂。常用的药物有美多芭、息宁或帕金宁。

(1)美多芭:是左旋多巴和苄丝肼4∶1配方的混合剂。对病变早期的患者,开始剂量可用62.5 mg,日服3次。如患者开始治疗时症状显著,则开始剂量可为125 mg,每天3次;如效果不满意,可在第2周每天增加125 mg,第3周每天再增加125 mg。如果患者的情况仍不满意,则应每隔1周每天再增加125 mg。如果美多芭的日剂量＞1 000 mg,需再增加剂量只能每月增加1次。该药明显减少了左旋多巴的外周不良反应,但却不能改善其中枢不良反应。

(2)息宁：是左旋多巴和卡比多巴 10：1 的复合物，开始剂量可用 125 mg，日服 2 次，以后根据病情逐渐加量。其加药的原则和上述美多芭的加药原则是一致的。帕金宁是左旋多巴和卡比多巴 10：1 的复合物的控释片，它可使左旋多巴血浓度更稳定并达 4～6 小时，有利于减少左旋多巴的剂末现象、开始现象和剂量高峰多动现象。但是，控释片也有一些缺陷，如起效慢，并且由于在体内释放缓慢，有可能在体内产生蓄积作用，反而有时出现异动症的现象，改用美多芭后消失。

3.多巴胺受体激动剂

多巴胺受体激动剂能直接激动多巴胺能神经细胞突触受体，刺激多巴胺释放。

(1)溴隐亭：最常用，对震颤疗效好，对运动减少和强直均不及左旋多巴，常用剂量维持量为每天 15～40 mg。

(2)协良行：患者使用时应逐步增加剂量，以达到不出现或少出现不良反应的目的。一般来讲，增加到每天 0.3 mg 是比较理想的剂量，但对于个别早期的患者，可能并不需要增加到这个剂量，那么可以在你认为合适的剂量长期服用而不再增加。如果效果不理想，还可以根据病情的需要及对药物的耐受情况，每隔 5 天增加 0.025 mg 或 0.05 mg。

(3)吡贝地尔：使用剂量是每天 100～200 mg。可以从小剂量每天 50 mg 开始，逐渐增加剂量。在帕金森病的早期，可以单独使用吡贝地尔治疗帕金森病，剂量最大可增加至每天 150 mg。如果和左旋多巴合并使用，剂量可以维持在每天 50～150 mg。一般每使用 250 mg 左旋多巴，可考虑合并使用吡贝地尔 50 mg 左右。

(三)外科手术治疗

1.立体定向手术治疗

立体定向手术包括脑内核团毁损、慢性电刺激和神经组织移植。

(1)脑内核团毁损。①第一次手术适应证：长期服药治疗无效或药物治疗不良反应严重者；疾病进行性缓慢发展已超过 3 年；年龄在 70 岁以下；工作能力和生活能力受到明显限制(按 Hoehn 和 Yahr 分级为Ⅱ～Ⅳ级)；术后短期复发，同侧靶点再手术。②第二次对侧靶点毁损手术适应证：第一次手术效果好，术后震颤僵直基本消失，无任何并发症者；手术近期疗效满意并保持在 12 个月以上；年龄在 70 岁以下；两次手术间隔时间要 1 年；目前无明显自主神经功能紊乱症状或严重精神症状，病情仍维持在Ⅱ～Ⅳ级。

禁忌证:症状很轻,仍在工作者;年老体弱;出现严重关节挛缩或有明显精神障碍;严重的心、肝、肾功能不全,高血压脑动脉硬化者或有其他手术禁忌者。

(2)脑深部慢性电刺激(DBS):目前DBS最常用的神经核团为丘脑腹中间核(VIM),丘脑底核(STN)和苍白球腹后部(PVP)。

慢性刺激术控制震颤的效果优于丘脑腹外侧核毁损术,后者发生并发症也常影响手术的成功。通过改变刺激参数可减少不必要的不良反应,远期疗效可靠。该法尚可用于非帕金森性震颤,如多发硬化和创伤后震颤。

STN也是刺激术时选用的靶点。有学者(1994年)报道应用此方法观察治疗一例运动不能的帕金森病患者。靶点定位方法为脑室造影,并参照立体定向脑图谱,同时根据慢性电极刺激和电生理记录进行调整。发现神经元活动自发增多的区域位于AC-PC平面下2~4mm,AC-PC线中点旁10mm。对该处进行130 Hz刺激,可立即缓解运动不能症状(主要在对侧肢体),但不诱发半身舞蹈症等运动障碍。上述观察表明,对STN进行慢性电刺激可用于治疗运动严重障碍的帕金森病患者。

2.脑细胞移植和基因治疗

帕金森病脑细胞移植术和基因治疗已在动物实验上取得很大成功,但最近临床研究显示,胚胎脑移植只能轻微改善60岁以下患者的症状,并且50%的患者在手术后出现不随意运动的不良反应,因此,目前此手术还不宜普遍采用。基因治疗还停留在实验阶段。

六、护理

(一)护理评估

1.健康史评估

(1)询问患者职业,农民的发病率较高,主要是他们与杀虫剂、除草剂接触有关。

(2)评估患者家族中有无患此病的人,帕金森病与家族遗传有关,患者的家族发病率为7.5%~94.5%。

(3)评估患者居住、生活、工作的环境,农业环境中神经毒物(杀虫剂、除草剂),工业环境中暴露重金属等是帕金森病的重要危险因素。

2.临床观察评估

帕金森病常为50岁以上的中老年人发病,发病年龄平均为55岁,男性稍多,起病缓慢,进行性发展,首发症状多为动作不灵活与震颤,随着病程的发展,可逐渐出现下列症状和体征。

(1)震颤:常为首发症状,多由一侧上肢远端(手指)开始,逐渐扩展到同侧下肢及对侧肢体,下颌、口唇、舌及头部通常最后受累,典型表现是静止性震颤,拇指与屈曲的食指呈"搓丸样"动作,安静或休息时出现或明显,随意运动时减轻或停止,紧张时加剧,入睡后消失。

(2)肌强直:肌强直表现为屈肌和伸肌同时受累,被动运动关节时始终保持增高的阻力,类似弯曲软铅管的感觉,故称"铅管样强直";部分患者因伴有震颤,检查时可感到在均匀掌的阻力中出现断续停顿,如同转动齿轮感,称为"齿轮样强直",是由于肌强直与静止性震颤叠加所致。

(3)运动迟缓:表现为随意动作减少,包括行动困难和运动迟缓,并因肌张力增高,姿势反射障碍而表现一系列特征性运动症状,如起床、翻身、步行、方向变换等运动迟缓;面部表情肌活动减少,常常双眼凝视,瞬目运动减少,呈现"面具"脸;手指做精细动作如扣纽扣、系鞋带等困难;书写时字越写越小,呈现"写字过小征"。

(4)姿势步态异常:站立时呈屈曲体姿,步态障碍甚为突出,患者自坐位、卧位起立困难,迈步后即以极小的步伐向前冲去,越走越快,不能及时停步或转弯,称慌张步态。

(5)其他症状:反复轻敲眉弓上缘可诱发眨眼不止。口、咽、腭肌运动障碍,讲话缓慢、语音低沉、单调、流涎,严重时可有吞咽困难。还有顽固性便秘、直立性低血压等;睡眠障碍;部分患者疾病晚期可出现认知功能减退、抑郁和视幻觉等,但常不严重。

3.诊断性检查评估

(1)头颅 CT:CT 可显示脑部不同程度的脑萎缩表现。

(2)生化检测:采用高效液相色谱(HPLC)可检测到脑脊液和尿中 HVA 含量降低。

(3)基因检测:DNA 印迹技术、PCR、DNA 序列分析等在少数家族性帕金森病患者可能会发现基因突变。

(4)功能显像检测:采用 PET 或 SPECT 与特定的放射性核素检测,可发现帕金森病患者脑内 DAT 功能显著降低,且疾病早期即可发现,D_2 型 DA 受体(D_2R)活性在疾病早期超敏、后期低敏,以及 DA 递质合成减少,对帕金森病的早期诊断、鉴别诊断及病情进展监测均有一定的价值。

(二)护理问题

1.运动障碍

帕金森病患者由于其基底核或黑质发生病变,以致负责运动的锥体外束发生功能障碍,患者运动的随意肌失去了协调与控制,产生运动障碍并随之带来一定的意外伤害。

(1)跌倒:震颤、关节僵硬、动作迟缓、协调功能障碍常是患者摔倒的原因。

(2)误吸:舌头、唇、颈部肌肉和眼睑亦有明显的震颤及吞咽困难。

2.营养摄取不足

患者常因手、头不自主的震颤,进食时动作太慢,常常无法独立吃完一顿饭,以致未能摄取日常所需热量,因此,约有70%的患者有体重减轻的现象。

3.便秘

由于药物的不良反应、缺乏运动、胃肠道中缺乏唾液(因吞咽能力丧失,唾液由口角流出),液体摄入不足及肛门括约肌无力,所以大多数患者有便秘。

4.尿潴留

吞咽功能障碍以致水分摄取不足,贮存在膀胱的尿液不足200～300 mL则不会有排尿的冲动感;排尿括约肌无力引起尿潴留。

5.精神障碍

疾病使患者运动障碍。协调功能不良、顺口角流唾液,而且又无法进行日常生活的活动,因此患者会有心情抑郁、产生敌意、罪恶感或无助感等情绪反应。由于外观的改变,有些患者还会发生因自我形象的改变而造成与社会隔离的问题。

(三)护理目标

(1)患者未发生跌倒或跌倒次数减少。

(2)患者有足够的营养;患者进食水时不发生呛咳。

(3)患者排便能维持正常。

(4)患者能维持部分自我照顾的能力。

(5)患者及家属的焦虑症状减轻。

(四)护理措施

1.安全护理

(1)安全配备,由于患者行动不便,在病房楼梯两旁、楼道、门把附近的墙上,增设沙发或木制的扶手,以增加患者开、关门的安全性;配置牢固且高度适中的座厕、沙发或椅。以利于患者坐下或站起,并在厕所、浴室增设可供扶持之物,使患者排便及穿脱衣服方便;应给患者配置助行器辅助设备;呼叫器置于患者床旁,日常生活用品放在患者伸手可及处。

(2)定时巡视,主动了解患者的需要,既要指导和鼓励患者增强自我照顾能力,做力所能及的事情,又要适当协助患者洗漱、进食、沐浴、如厕等。

(3)防止患者自伤。患者动作笨拙,常有失误,应谨防其进食时烫伤。端碗持筷困难者尽量选择不易打碎的不锈钢餐具,避免使用玻璃和陶瓷制品。

2.饮食护理

(1)增加饮食中的热量、蛋白质的含量及容易咀嚼的食物;吃饭少量多餐。定时监测体重变化;在饮食中增加纤维与液体的摄取,以预防便秘。

(2)进食时,营造愉快的气氛,因患者吞咽困难及无法控制唾液,所以有的患者喜欢单独进食;应将食物事先切成小块或磨研,并给予粗大把手的叉子或汤匙,使患者易于把持;给予患者充分的进食时间,若进食中食物冷却了,应予以温热。

(3)吞咽障碍严重者,吞咽可能极为困难,在进食或饮水时有呛咳的危险,而造成吸入性肺炎,故不要勉强进食,可改为鼻饲喂养。

3.保持排便畅通

给患者摄取足够的营养与水分,并教导患者解便与排尿时吸气后闭气,利用增加腹压的方法解便与排尿。另外,依患者的习惯,在进食后半小时应试着坐于马桶上排便。

4.运动护理

告之患者运动锻炼的目的在于防止和推迟关节僵直和肢体挛缩,与患者和家属共同制定锻炼计划,以克服运动障碍的不良影响。

(1)尽量参与各种形式的活动,如散步、太极拳、床边体操等。注意保持身体和各关节的活动强度与最大活动范围。

(2)对于已出现某些功能障碍或坐起已感到困难的患者,要有目的、有计划地锻炼。告诉患者知难而退或由他人包办只会加速功能衰退。如患者感到坐立位变化有困难,应每天做完一般运动后,反复练习起坐动作。

(3)必须指导患者注意姿势,以预防畸形。应小心观察头与颈部是否有弯曲的倾向。正确姿势有助于头、颈直立。躺于床上时,不应垫枕头,且患者应定期俯卧。

(4)本病常使患者起步困难和步行时突然僵住,因此嘱患者步行时思想要放松。尽量跨大步伐;向前走时脚要抬高,双臂摆动,目视前方而不要注视地面;转弯时,不要碎步移动,否则会失去平衡;护士和家属在协助患者行走时,不要强行拖着患者走;当患者感到脚黏在地上时,可告诉患者先向后退一步,再往前走,这样会比直接向前容易。

(5)过度震颤者让他坐在有扶手的椅子上,手抓着椅臂,可以稍加控制震颤。

(6)晚期患者出现显著的运动障碍时,要帮助患者活动关节,按摩四肢肌肉,注意动作轻柔,勿给患者造成疼痛。

(7)鼓励患者尽量试着独立完成日常生活的活动,自己安排娱乐活动,培养兴趣。

(8)让患者穿轻便宽松的衣服,可减少流汗与活动的束缚。

5.合并抑郁症的护理

帕金森病患者的抑郁与帕金森疾病程度呈正相关,即患者的运动障碍愈严重,对其神经心理的影响愈严重。在护理患者时要教会患者一些心理调适技巧:重视自己的优点和成就;尽量维持过去的兴趣和爱好,积极参加文体活动,寻找业余爱好;向医师、护士及家人倾诉内心想法,疏泄郁闷,获得安慰和同情。

6.睡眠异常的护理

(1)创造良好的睡眠环境:建议帕金森病患者要有舒适的睡眠环境,如室温和光线适宜;床褥不宜太软,以免翻身困难;为运动过缓和僵直较重的患者提供方便上下床的设施;卧室内放尿壶及便器,有利于患者夜间如厕等。避免在有限的睡眠时间内实施影响患者睡眠的医疗护理操作。必须进行的治疗和护理操作应穿插于患者的自然觉醒时,以减少被动觉醒次数。

(2)睡眠卫生教育:指导患者养成良好的睡眠习惯和方式。建立比较规律的活动和休息时间表。

(3)睡眠行为干预。①刺激控制疗法:只在有睡意时才上床;床及卧室只用于睡眠,不能在床上阅读、看电视或工作;若上床 15~20 分钟不能入睡,则应考虑换别的房间,仅在又有睡意时才上床(目的是重建卧室与睡眠间的关系);无论夜间睡多久,清晨应准时起床;白天不打瞌睡。②睡眠限制疗法:教导患者缩短在床上的时间及实际的睡眠时间,直到允许躺在床上的时间与期望维持的有效睡眠时间一样长。当睡眠效率超过 90% 时,允许增加 15~20 分钟卧床时间。睡眠效率低于 80%,应减少 15~20 分钟卧床时间。睡眠效率 80%~90%,则保持卧床时间不变。最终,通过周期性调整卧床时间直至达到适度的睡眠时间。③依据睡眠障碍的不同类型和药物的半衰期遵医嘱有的放矢地选择镇静催眠药物,并主动告知患者及家属使用镇静催眠药的原则,即最小剂量、间断、短期用药,注意停药反弹、规律停药等。

7.治疗指导

药物不良反应的观察如下。

(1)遵医嘱准时给药,预防或减少"开关"现象、剂末现象、异动症的发生。

(2)药物治疗初起可出现胃肠不适,表现为恶心、呕吐等,有些患者可出现幻觉。但这些不良反应可以通过逐步增加剂量或降低剂量的办法得到克服。特别值得指出的是,有一部分患者过分担心药物的不良反应,表现为尽量推迟使用治疗帕金森病的药物,或过分地减少药物的服用量,这不仅对疾病的症状改善没有好处,长期如此将导致患者的心、肺、消化系统等出现严重问题。

(3)精神症状:服用苯海索、金刚烷胺药物后,患者易出现幻觉,当患者表述一些离谱事时,护士应考虑到是服药引起的幻觉,立即报告医师,遵医嘱给予停药或减药,以防其发生意外。

8.功能神经外科手术治疗护理

(1)手术方法:外科治疗方法目前主要有神经核团细胞毁损手术与脑深部电刺激器埋置手术两种方式。原理是为了抑制脑细胞的异常活动,达到改善症状的目的。

(2)手术适应证:诊断明确的原发性帕金森病患者都是手术治疗的适合人群,尤其是对左旋多巴(美多芭或息宁)长期服用以后疗效减退,出现了"开关"波动现象、异动症和"剂末"恶化效应的患者。

(3)手术并发症:因手术靶点的不同,会有不同的并发症。苍白球腹后部(PVP)切开术可能出现偏盲或视野缺损,丘脑腹外侧核(VIM)毁损术可出现感觉异常如嘴唇、指尖麻木等,丘脑底核(STN)毁损术可引起偏瘫。

(4)手术前护理:①术前教育,相关知识教育。②术前准备,术前一天头颅备皮;对术中、术后应用的抗生素遵医嘱做好皮试;嘱患者晚12:00后开始禁食、水、药;嘱患者清洁个人卫生,并在术前晨起为患者换好干净衣服。③术前30分钟给予患者术前哌替啶25 mg肌内注射;并将一片美多芭备好交至接手术者以便术后备用。④患者离病房后为其备好麻醉床、无菌小巾、一次性吸痰管、心电监护。

(5)手术后护理:①交接患者:术中是否顺利、有无特殊情况发生、术后意识状态、伤口的引流情况等。②安置患者于麻醉床上,头枕于无菌小巾上,取平卧位,嘱患者卧床2天,减少活动,以防诱发颅内出血;嘱患者禁食、水、药6小时后逐渐改为流质、半流质、普通饮食。③术后治疗效果观察:原有症状改善情况并记录。④术后并发症的观察：术后患者会出现脑功能障碍、脑水肿、颅内感染、颅内出血等并发症。因此，术后严密观察患者神志、瞳孔变化，有无高热、头疼、恶心、呕吐等症状；有无偏盲、视野变窄及感知觉异常；观察患者伤口有无出血及分泌物等。⑤心电监测、颅脑监测24小时，低流量吸氧6小时。

9.给予患者及家属心理的支持

对于心情抑郁的患者，应鼓励其说出对别人依赖感的感受。对于怀有敌意、罪恶感或无助感的患者，应给予帮助与支持，提供良好的照顾。寻找患者有兴趣的活动，鼓励患者参与。

10.健康教育

(1)指导术后服药,针对手术的患者,要让患者认识到手术虽然改善运动障碍,但体内多巴胺缺乏客观存在,仍需继续服药。

(2)指导日常生活中的运动训练,告知患者运动锻炼的目的在于防止和推迟关节僵直和肢体挛缩,与患者和家属共同制定锻炼计划,以克服运动障碍的不良影响。①关节活动度的训练:脊柱、肩、肘、腕、指、髋、膝、踝及趾等各部位都应进行活动度训练。对于脊柱,主要进行前屈后伸、左右侧屈及旋转运动。②肌力训练:上肢可进行哑铃操或徒手训练;下肢股四头肌的力量和膝关节控制能力密切相关,可进行蹲马步或反复起坐练习;腰背肌可进行仰卧位的桥式运动或俯卧位的燕式运动,腹肌力量较差行仰卧起坐训练。③姿势转换训练:必须指导患者注意姿势,以预防畸形。应小心观察头与颈部是否有弯曲的倾向。正确姿势有助于头、颈直立。躺于床上时,不应垫枕头,且患者应定期俯卧,注意翻身、卧位转为坐位、坐位转为站位训练。④重心转移和平衡训练:训练坐位平衡时可让患者重心在两臀间交替转移,也可训练重心的前后移动。训练站立平衡时双足分开5~10 cm,让患者从前后方或侧方取物,待稳定后便可突然施加推或拉外力,最好能诱发患者完成迈步反射。⑤步行步态训练:对于下肢起步困难者,最初可用脚踢患者的足跟部向前,用膝盖推挤患者腘窝使之迈出第一步,以后可在患者足前地上放一矮小障碍物,提醒患者迈过时方能起步。抬腿低可进行抬高腿练习,步距短的患者行走时予以提醒;步频快则应给予节律提示。对于上下肢动作不协调的患者,一开始嘱患者做一些站立相的两臂摆动,幅度可较大;还可站于患者身后,两人左、右手分别共握一根体操棒,然后喊口令一起往前走。手的摆动频率由治疗师通过体操棒传给患者。⑥让患者穿轻便宽松的衣服,可减少流汗与活动的束缚。

第五节　重症肌无力

重症肌无力(MG)是由乙酰胆碱受体抗体介导、细胞免疫依赖性、补体参与的自身免疫性疾病,病变主要累及神经、肌肉接头处突触后膜上乙酰胆碱受体。临床特征为受累骨骼肌易于疲劳,并在活动后加重,经休息和服用抗胆碱酯酶药物后症状减轻和缓解。患病率约为人口的每10万人中5例。

一、病因及发病机制

自身免疫性疾病多发生在遗传的基础上,本病发生的原因,多数认为与胸腺的慢性病毒感染有关。遗传为内因,感染可能为主要的外因。正常人体中,乙酰胆碱受体有它自然的形成、脱落和代谢的过程,这个过程亦可能产生一定的抗体,但由于乙酰胆碱受体脱落与新生乙酰胆碱受体替补的平衡,机体并不发生疾病。在病毒感染的情况下,机体对乙酰胆碱受体脱落的自身代偿能力和耐受力发生了改变,使正常的生理过程过分扩大而产生疾病。其次,病毒表面与乙酰胆碱之间存在的共同抗原——抗病毒抗体的产生,导致交叉免疫反应。第三,病毒感染胸腺,使胸腺中的肌样上皮细胞及其他细胞表面的乙酰胆碱受体致敏,产生抗乙酰胆碱受体抗体。然而这3种因素仅导致一部分人发病,可能是与机体的遗传因素有关。

重症肌无力不仅损害横纹肌神经-肌肉接头处,还累及身体的许多部位,是一个广泛的自身免疫性疾病,其证据有:①癫痫发作和脑电图异常。癫痫的发病率在本病患者较正常人明显升高,血中既可测出抗肌肉的 AchRab,也可测出抗脑的 AchRab。部分患者发现脑电图有发作性弥漫性慢波或尖慢波。②睡眠时相障碍。主要表现在快相眼动期的异常。③记忆力障碍,可随病情的好转而随之改善。④精神病学方面障碍。可伴发精神分裂症、情绪异常、情感和个性改变等。⑤锥体束征阳性,随病情好转病理反射也消失。⑥易合并其他自身免疫性疾病,如甲状腺功能亢进等。

二、病理学

肌纤维改变均无特异性,可有局限性炎性改变,肌纤维间小血管周围可见淋巴细胞集结,称为淋巴漏,同时有散在的失神经性肌萎缩。在神经肌肉接头处终板栅变细、水肿和萎缩。电镜下可见突触间隙增宽、皱褶加深、受体变性。胸腺淋巴小结生发中心增生是常见的,部分患者伴发胸腺瘤。

三、临床表现

女性多于男性,约 1.5：1。各种年龄均可发病,但多在 20～40 岁。晚年起病者则以男性较多。主要表现为骨骼肌的无力和易疲劳性,每天的症状都是波动性的,休息后减轻,活动后加重,晨轻暮重。整个病程常常也有波动。疾病早期常可自发缓解,晚期的运动障碍比较严重,休息后也不能完全恢复。最常受累的肌群为眼外肌,表现为眼睑下垂、复视、眼球活动障碍。面部表情肌受累出现表情障碍、苦笑面容、闭眼示齿均无力。咀嚼肌及咽喉肌无力时,表现咀嚼和吞咽困难、进食呛咳、言语含糊不清、声音嘶哑或带鼻音。四肢肌群尤其近端肌群受累明显,表现上肢不能持久上抬、梳头困难、走一段路后上楼梯或继续走路有困难。颈肌无力者,头部倾向前坠,经常用手扶托。呼吸肌群受累,早期表现用力活动后气短,严重时静坐或静卧也觉气短、发绀,甚至出现呼吸麻痹。偶有影响心肌,可引起突然死亡。个别患者伴有癫痫发作、精神障碍、锥体束征,认为是AchRab 作用于中枢神经系统所致。

(一)分型

重症肌无力按改良 Osserman 分型法分为以下几型。

Ⅰ型(眼肌型):单纯眼外肌受累。

Ⅱa 型(轻度全身型):四肢肌肉轻度受累,常伴有眼外肌受累,生活能自理。

Ⅱb 型(中度全身型):四肢肌群中度受累,眼外肌受累,有咀嚼,吞咽及讲话困难,生活自理有一定的困难。

Ⅲ型(重度激进型):急性起病,进展快,多于起病数周或数月内出现延髓麻痹、呼吸麻痹,常有眼外肌受累,生活不能自理。

Ⅳ型(迟发重症型):多在两年内逐渐由Ⅰ、Ⅱa、Ⅱb 型发展到延髓麻痹和呼吸麻痹。

Ⅴ型(肌萎缩型):指重症肌无力患者于起病后半年,出现肌萎缩。

(二)临床表现

自主神经症状:重症肌无力患者伴有自主神经症状约占 1%,主要表现:①一侧瞳孔散大。②唾液分泌过盛。③小便潴留或困难。④腹痛、腹泻,均在肌无力症状加重时出现。⑤大便困难。⑥呕吐,可以频繁呕吐为首发症状,继之出现四肢无力。上述症状均应用皮质类固醇治疗后改善、消失。

短暂新生儿重症肌无力为一种特殊类型。女性患者,无论病情轻重,所生的婴儿约10％有暂时全身软弱、哭声微弱、吸吮无力、上睑下垂、严重者有呼吸困难。经救治后,皆在1周后到3个月内痊愈,此因患者母体的 AchRab 经胎盘输入婴儿所致。

重症肌无力危象是指急骤发生呼吸肌严重无力,出现呼吸麻痹,不能维持正常换气功能,并可危及患者生命,是该病死亡的常见原因。危象可分为以下三种。

1.肌无力危象为疾病发展的表现

肌无力危象多因感染、分娩、月经、情绪抑郁、漏服或停服抗胆碱酯酶药物,或应用呼吸抑制剂吗啡、神经-肌肉阻断剂如庆大霉素而诱发。有上述诱因者,静脉注射依酚氯铵2~5 mg,肌无力症状有短暂和明显的好转。

2.胆碱能危象

胆碱能危象为抗胆碱酯酶药物过量,使终板膜电位发生长期去极化,阻断神经-肌肉传导。多在1小时内有应用抗胆碱酯酶药物史,除表现肌无力症状外,尚有胆碱能中毒症状,表现为瞳孔缩小、出汗、唾液增多、肌束颤动等胆碱能的M样和N样不良反应。依酚氯铵试验出现症状加重或无改变,而用阿托品0.5 mg静脉滴注,症状好转。

3.反拗危象

反拗危象主要见于严重全身型患者,多在胸腺手术后、感染、电解质紊乱或其他不明原因所引起,药物剂量未变,但突然失效。检查无胆碱能不良反应征象,依酚氯铵试验无变化。重症肌无力患者仅有上述的肌力障碍。体格检查无其他异常,个别患者可有肌肉萎缩或锥体束征。

四、实验室检查

(一)肌电图检查

1.重复电刺激试验

对四肢肌肉的支配神经应用低频或高频刺激,都能使动作电位幅度很快地降低10％以上者为阳性。

2.单纤维肌电图

单纤维肌电图是用特殊的单纤维针电极通过测定"颤抖(Jitter)"研究神经-肌肉接头的功能。重症肌无力的患者颤抖增宽,严重时出现阻滞,是当前诊断重症肌无力最为敏感的电生理手段。检测的阳性率,全身型为77％~100％,眼肌型为20％~67％,不仅可作为重症肌无力的诊断,也有助于疗效的判断。

3.微小终板电位

此电位下降,平均为正常人的 1/5。

4.终板电位

终板电位降低。

(二)血液检查

血中 AchRab 阳性但也有少数患者该抗体检查为阴性。白细胞介素Ⅱ受体(IL-2R)水平明显增高,并可作为疾病活动性的标志,尤以Ⅱb、Ⅲ、Ⅳ型为著。T 细胞增殖与疾病程度成正比。活动期患者血清中补体含量减少,且与临床肌无力的严重度相一致。

(三)免疫病理学检查

诊断有困难的患者,还可做神经-肌肉接头处活检,可见突触后膜皱褶减少、变平坦和其上乙酰胆碱受体数目减少。

(四)胸腺的影像学检查

5%～18%有胸腺肿瘤,70%～80%有胸腺增生,应常规做胸部正、侧位照片或加侧位断层提高检出率。纵隔 CT 阳性率可达 90%以上。

五、诊断

根据临床上好发肌群的无力现象,同时有晨轻暮重、休息后减轻、活动后加重的特点,又没有神经系统其他阳性体征,则可考虑这个诊断。对有疑问的病例,可做下列辅助试验。

(一)肌疲劳试验

肌疲劳试验使可疑病变的肌肉反复地收缩,如连续作举臂、眨眼、闭目动作,则肌无力症状不断加重,而休息后肌力又恢复者为阳性。

(二)药物试验

(1)依酚氯铵试验:静脉注射依酚氯铵 2 mg,如无反应,则再静脉注射 8 mg,1 分钟内症状好转为阳性。

(2)新斯的明试验:肌内或皮下注射新斯的明 0.5～1 mg,30～60 分钟内症状减轻或消失为阳性。

(三)本病应与下列疾病相鉴别

1.脑干或脑神经病变

此类疾病无肌疲劳的特点,新斯的明试验阴性,常有瞳孔改变、舌肌萎缩、感觉障碍和锥体束征。

2.急性感染性多发性神经根神经炎

其发病较急,有神经根痛症状,脑脊液蛋白-细胞分离现象,无肌疲劳的特点,新斯的明试验阴性。

3.突眼性眼肌麻痹

突眼性眼肌麻痹为甲状腺功能亢进的并发症,有甲状腺肿大、突眼、心率加快等症状,可做同位素和甲状腺功能检查不难鉴别。

4.Lambert-Eaton 综合征

Lambert-Eaton 综合征又称类重症肌无力,为一组自身免疫性疾病。男性患者多于女性,常见于 50～70 岁,约 2/3 患者伴有癌肿,尤其是小细胞癌。其肌无力主要表现在肢体近端,较少侵犯眼外肌和延髓所支配的肌肉,肌肉活动后也易疲劳,但如继续用力活动数秒,肌力却可获得暂时的改善。肌电图示单个电刺激的动作电位波幅低于正常,而高频电刺激时,波幅明显增高。用抗胆碱酯酶药物无效,而切除肿瘤后症状可改善。

六、治疗

治疗原则包括:①提高神经-肌肉接头处传导的安全性。主要是应用胆碱酯酶抑制剂,其次是避免用乙酰胆碱产生和(或)释放的抑制剂。首选抗生素为青霉素、氯霉素和头孢菌素等。②免疫治疗。胸腺摘除、胸腺放射治疗和抗胸腺淋巴细胞血清等。肾上腺皮质类固醇、细胞毒药物、抗淋巴细胞血清的超胸腺免疫抑制疗法。血浆交换和大剂量免疫球蛋白输入。③危象的处理:要根据不同的危象进行救治,并保持呼吸道通畅,积极控制肺部感染,必要时应及时行气管切开,正压辅助呼吸。

(一)胆碱酯酶抑制剂(CHEI)

CHEI 能抑制胆碱酯酶对乙酰胆碱的降解,使乙酰胆碱增多,肌力获一过性改善。适用除胆碱能危象以外的所有的重症肌无力患者。长期使用会促进 ACHR 的破坏,特别在抗乙酰胆碱抗体存在的情况下,这种破坏作用更大,故长期用药弊多利少。晚期重症患者由于 ACHR 严重破坏,常可出现耐药性。胆碱酯酶抑制剂有毒蕈碱样(M)和烟碱样(N)两方面不良反应。①M-胆碱系作用:轻者出现腹痛、胀气、腹泻、恶心、呕吐、流涎、肌抽动、瞳孔缩小等。重者可因心搏骤停、血压下降而导致死亡。②N-胆碱系作用:轻者表现为肌束震颤,重者可因脑内胆碱能神经元持续去极化传导阻滞而表现为不同程度的意识障碍。

1.溴吡斯的明

溴吡斯的明起效温和、平稳、作用时间较长(2～8 小时)和逐渐减效,口服 2 小时达高峰,蓄积作用小。对延髓支配的肌肉无力效果较好。最近有人报告用雾化吸入治疗,对吞咽困难有良好疗效且不良反应少。

糖衣片含 60 mg,口服 60～180 mg,每天 2～4 次,病情严重者可酌情加量。对于婴儿和儿童的剂量是 1 mg/kg,每 4～6 小时一次,实际剂量还可按临床反应来变化。糖浆制剂 60 mg/5 mL,易于婴儿和儿童服用。释片剂每片 180 mg,睡前服为佳,而白天服用易影响吸收率。不良反应很缓和,一般无需加用阿托品,因会加强吗啡及其衍生物和巴比妥类的作用,合并应用时须注意。个别患者有腹痛不能耐受,可减量或用小剂量阿托品对抗其 M-胆碱系不良反应。

2.新斯的明

新斯的明对肢体无力效果好。甲基硫酸新斯的明溶液稳定性好,供注射,一般用0.5 mg。口服后大部分于肠内破坏,只有未被破坏的部分才被吸收,故口服的有效剂量为注射剂量的 30 倍,常用溴化新斯的明 15 mg。

溴化新斯的明口服约 15 分钟起效,30～60 分钟作用达高峰,持续 2～6 小时,其后迅速消失,故日量及每 2 次用药的间期需因人而异。自 135 mg/d 至 180 mg/d,常用 150 mg/d,每天3 次至2 小时一次,可在进餐前 15～30 分钟口服 15 mg。若静脉注射新斯的明有时可致严重心动过缓,甚至心搏骤停,应尽量避免静脉滴注。

3.安贝氯铵

每片 15 mg,作用一般持续 4～6 小时,不良反应小。

(二)肾上腺皮质激素

免疫抑制作用主要抑制自体免疫反应,对 T 细胞抑制作用强,而 B 细胞抑制作用弱。使 Th 细胞减少,Ta 细胞增多。抑制乙酰胆碱受体抗体合成,使神经-肌肉接头处突触后膜上的乙酰胆碱受体免受或少受自身免疫攻击所造成的破坏。早期使病情加重,其机制可能是对神经-肌肉接头处传递功能的急性抑制,并使血中乙酰胆碱受体抗体增高,如同时配合血浆交换可对抗之。适用于各型重症肌无力,特别是胸腺切除前后,对病情恶化又不宜于或拒绝作胸腺摘除的重症肌无力患者,以及小儿型、眼型的患者更应首选。治疗的有效率达 96%,其中缓解和显效率89%,对 40 岁以上的患者疗效最好,至少应用 6 个月仍无改善才可认为无效。

1.冲击疗法

适应于住院患者的危重病例、已用气管插管和人工呼吸机者、为争取短期内取得疗效者。实验证明,甲泼尼龙在泼尼松结构上引入1、2双键,6位再入甲基,使其作用比泼尼松强10倍及半衰期延长。可在冲击治疗后迅速减少剂量而易于撤离,缩短激素治疗时间。

方法:甲泼尼龙1 000 mg/d,静脉滴入,连续3~5天。改地塞米松10~15 mg/d,静脉滴入,连续5~7天后,可酌情继续用地塞米松8 mg/d,5~7天,若吞咽有力或病情稳定,停用地塞米松,改为泼尼松口服100 mg/d,每晨顿服。症状基本消失时,每周减2次,每次减10 mg,减至60 mg/d时,每次减5 mg。减至40 mg/d时,开始减隔天量,每周减5 mg,如1、3、5、7服40 mg,隔天的2、4、6服35 mg,而下一周隔天量减为30 mg,以此类推,直至隔天量减为0。以后每隔一天晨顿服40 mg,作为维持量,维持用药一年以上,无病情反复,可以将维持量每月减5 mg,直到完全停用。若中途有病情反复,则需随时调整剂量。若胸腺摘除术后,则一般需要用维持量(隔天晨顿服,成人40~60 mg;儿童2.5 mg/kg)2~4年。

2.一般疗法

适用于Ⅰ、Ⅱa、Ⅴ型的门诊治疗,或胸腺手术后复发,症状表现如Ⅰ型或Ⅱa型及Ⅱb型病情稳定期,胸腺摘除术术前治疗。

方法:成人经确诊后,给予泼尼松60~80 mg,儿童5 mg/kg,隔天晨顿服,直至症状基本消失或明显好转开始减量,每1~2个月减5 mg。Ⅰ型患者通常用一年左右可停药;Ⅱa型用药一年以上,如减药时症状反复,还需调整到能控制病情的最小剂量,待症状再次消失或基本消失,每2个月减5 mg至停药;胸腺瘤术后用维持量同(1);Ⅱb型在生活可基本自理时,每2~3个月减2~5 mg,至完全停药;胸腺摘除术前治疗,如为胸腺增生,用药2个月以上症状改善即可尽快减量,每周减10~20 mg,停药后手术。胸腺瘤患者,用药1~2个月,症状有无改善均须尽快手术。也有人主张,胸腺瘤术前不用激素治疗。

不良反应:约有66%的患者有不同程度的不良反应,主要有向心性肥胖、高血压、糖尿病、白内障、骨质疏松、股骨头无菌性坏死、精神症状、胃溃疡。可与H_2受体拮抗剂,如雷尼替丁等合用。甲泼尼龙冲击治疗的不良反应甚少且轻,对症处理易于缓解。氯化钾口服可改善膜电位,预防骨质疏松和股骨头无菌性坏死可给予维生素D和钙剂,后者还有促进乙酰胆碱释放的作用。为促进蛋白合成,抑制蛋白分解,可给予苯丙酸诺龙。

(三)免疫抑制剂

1.环磷酰胺

大剂量冲击疗法主要抑制体液免疫,静脉点滴每次 1 000 mg,5 天 1 次,连用10～20次,或 200 mg/次,每周 2～3 次,总量 10～30 g。小剂量长期疗法主要抑制细胞免疫,100 mg/d服用,总量 10 g。总量越大,疗程越长其疗效越好,总量达 10 g 以上,90％有效;达 30 g 以上,100％有效。疗程达 3 年可使 100％患者症状完全消失,达到稳定的缓解。适用于对皮质类固醇疗法无效、疗效缓慢、不能耐受或减量后即复发者,以及胸腺切除术效果不佳者。当血白细胞或血小板明显减少时停用。

2.硫唑嘌呤

抑制 DNA 及 RNA 合成,主要抑制 T 细胞的功能。儿童1～3 mg/(kg・d),连用一到数年。成人 150～200 mg/d,长期应用。适应证与环磷酰胺相同。不良反应常见:脱发、血小板及白细胞数减少。

3.环孢素

环孢素主要影响细胞免疫,抑制 T_H 细胞的功能。口服 6 mg/(kg・d),以后根据药物的血浆浓度(维持在 400～600 $\mu g/L$)和肾功能情况(肌酐≤176 $\mu mol/L$)调节药物剂量,疗程 12 个月,2 周可获改善,获最大改善的时间平均 3 个月。不良反应有恶心、一过性感觉异常、心悸、肾中毒等。60 岁以上,有高血压史,血清肌酐达 88～149.6 $\mu mol/L$ 者有引起肾中毒的危险,应慎用。

4.VEP 疗法

VEP 疗法即长春新碱、环磷酰胺、醋酸泼尼松联合疗法。主要利用其抗肿瘤作用和免疫抑制作用,可适用于伴胸腺肿瘤而不适于手术治疗的患者。

(四)血液疗法

1.血浆交换疗法

血浆交换疗法能清除血浆中抗 AchR 抗体及免疫复合物,起效迅速,但不持久,疗效维持1周至 2 个月,之后随抗体水平逐渐增高而症状复现。适用于危象和难治型重症肌无力。具体方法,取全血,分离去除血浆,再将血细胞与新鲜的正常血浆或其他交换液一起输回,每 2 小时交换 1 000 mL,每次换血浆量 2 000～3 000 mL,隔天一次,3～4 次为 1 个疗程。如与类固醇皮质激素等免疫抑制剂合用,取长补短,可获长期缓解。

2.大剂量静脉注射免疫球蛋白

免疫抑制剂和血浆交换疗法的不良反应为人们提出需要一种更有效和更安

全的治疗。单独应用大剂量免疫球蛋白治疗的65%患者在2周起效,5天为1个疗程。总剂量为1~2 g/kg或每天400 mg/kg,静脉注射,作为缓解疾病进程起到辅助性治疗的作用。其不良反应轻微,发生率3%~12%,表现为发热、皮疹、偶有头痛,对症处理可减轻。

3.免疫吸附疗法

采用床边血浆交换技术加上特殊的免疫吸附柱(有一次性的,也有重复的),可以有效地祛除患者血浆中的异常免疫物质,常常获得奇效。该疗法最大的好处是不需要输注正常人血浆。

(五)胸腺治疗

1.胸腺手术

一般术后半年内病情波动仍较大,2~4年渐趋稳定,故术后服药不得少于2年,5年90%有效。手术能预防重症肌无力女性患者产后发生肌无力危象。病程短,病情轻,尤其胸腺有生发中心的年轻患者的疗效较好。恶性胸腺瘤者疗效较差。

2.胸腺放射治疗

其机制与胸腺摘除相似,但其疗效不肯定,且放射治疗易损伤胸腺邻近组织,不良反应较大。

(六)危象的急救

重症肌无力危象,是指重症肌无力患者本身病情加重或治疗不当引起吞咽和呼吸肌的进行性无力,以至不能排出分泌物和维持足够的换气功能的严重呼吸困难状态,是临床上最紧急的状态,往往需要气管切开,并根据不同的危象采取相应的措施。

1.肌无力性危象

一旦确诊即给新斯的明1 mg,每隔半小时肌内注射0.5 mg,好转后逐渐改口服适当剂量。肌无力危象多因感染诱发或呼吸困难时气管分泌物潴留合并肺部感染。

2.胆碱能性危象

静脉注射阿托品2 mg,根据病情可每小时重复一次,直至出现轻度阿托品化现象时,再根据依酚氯铵试验的反应,开始给新斯的明,并谨慎地调整剂量。

3.反拗性危象

反拗性危象应停用有关药物,给予人工呼吸和静脉补液。注意稳定生命体征,保持电解质平衡。2～3 天后,重新确立抗胆碱酯酶药物用量。

首选甲泼尼龙的冲击疗法。因有辅助呼吸,激素使用早期出现无力加重现象也可继续用。有强调合用环磷酰胺的积极意义。血浆置换法在危象抢救中也有疗效显著、起效快的优点。有人首先主张早期气管切开,正压式辅助呼吸,同时减用以至停用胆碱酯酶抑制剂 72 小时,称"干涸"疗法,同时加用激素等免疫抑制疗法,效果显著。胆碱能危象时停用所有药物,大约经过 72 小时所有的药物毒性作用可消失。故在控制呼吸的情况下,无须用依酚氯铵试验来判断,使得 3 种危象的鉴别诊断、治疗都变得简单、方便。有利于赢得抢救的时机,提高成功率。同时须精心护理与增强体质,保证患者有足够的营养,防止水电解质和酸碱平衡紊乱。

(七)避用和慎用的药物

对于影响神经肌肉接头传递功能、降低肌细胞膜兴奋性或抑制呼吸的药物,如新霉素、卡那霉素、多黏菌素、奎宁、吗啡、哌替啶等,均应避用。此外,四环素、金霉素、链霉素均应慎用,异丙嗪、苯巴比妥、地西泮等镇静剂也能抑制呼吸,尽可能不用。

(八)重症肌无力诊断和治疗的流程

详见图 3-2。

七、护理

(一)常规护理

1.心理护理

患者由于长期不能坚持正常工作、学习、生活,应耐心、细微的关心患者,鼓励患者树立长期与疾病斗争的信心,鼓励能讲话的患者慢慢表达自己的感受。对患者要有耐心,帮助患者保持平静的心理,克服自卑心理。

2.饮食

营养丰富,软、易消化的食物,少食多餐,定时定量,保证患者营养摄入,气管切开者可经鼻饲给食。

3.环境

室内温度、湿度适宜,光线柔和,安静,室内经常通风,保持空气新鲜。

(二)病情观察

(1)观察患者的呼吸频率及节律,有无缺氧情况。

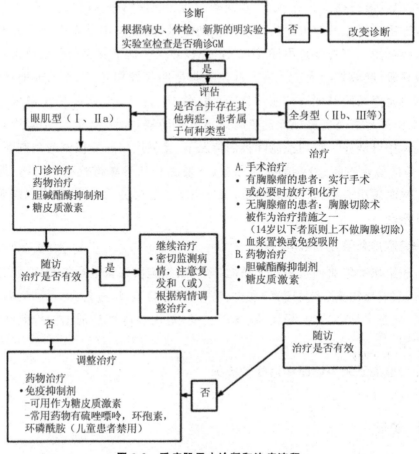

图 3-2　重症肌无力诊断和治疗流程

(2)观察患者有无肌无力和胆碱能危象。

(3)观察患者的意识和情绪状态。

(4)观察患者的进食情况。

(5)观察用药后的反应。

(三)专科护理

1.呼吸肌麻痹的护理

(1)抬高患者床头,准备好气管插管用物。

(2)呼吸肌麻痹严重者,可行气管切开,并做好气管切开的护理。

(3)吸氧。

(4)鼓励患者采取一些合适的交流方式。例如,写字、眨眼、点头等。

2.肌无力和胆碱能危象的护理

保持呼吸道通畅,自主呼吸不能维持正常通气量时应尽早气管切开,严格依照气管切开护理和鼻饲护理。

(四)康复指导

1.饮食

(1)进食前要充分休息,坐直后进餐,餐后坐位休息 30～60 分钟。

(2)严格执行餐前 30 分钟至 1 小时服用抗胆碱酯酶药。

2.日常活动

(1)指导患者在用药后肌肉有力时,做深呼吸和咳嗽训练或呼吸操。

(2)避免受累、受凉、减少易发生疲劳的不必要活动。

(3)告诉患者肌无力的常见诱因,如用药改变、饮酒、睡眠不足等。

3.医疗护理措施

(1)告诉患者药物的不良反应,如抗胆碱能药物的不良反应有腹泻、尿频、失眠、出汗、唾液增多、恶心等;泼尼松的不良反应有使体重增加、食欲增加、胃肠道不适等。

(2)告诉患者肺部综合征的症状与体征及避免方法,如避免上呼吸道感染,应戒烟。

第六节 脑 膜 瘤

一、疾病概述

脑膜瘤占颅内肿瘤的 19.2％,男：女为 1：2。一般为单发,多发脑膜瘤偶尔可见,好发部位依次为矢状窦旁、大脑镰、大脑凸面,其次为蝶骨嵴、鞍结节、嗅沟、小脑脑桥角与小脑幕等部位,生长在脑室内者很少,也可见于硬膜外。其他部位偶见。依肿瘤组织学特征,将脑膜瘤分为 5 种类型,即内皮细胞型、成纤维细胞型、血管瘤型、化生型和恶性型。

(一)临床表现

1.慢性颅压增高症状

因肿瘤生长较慢,当肿瘤达到一定体积时才引起头痛、呕吐及视力减退等,少数呈急性发病。

2.局灶性体征

因肿瘤呈膨胀性生长,患者往往以头疼和癫痫为首发症状。根据肿瘤位置不同,还可以出现视力、视野、嗅觉或听觉障碍及肢体运动障碍等。老年患者尤以癫痫发作为首发症状多见,颅压增高症状多不明显。

(二)辅助检查

1.头颅 CT 扫描

典型的脑膜瘤,显示脑实质外圆形或类圆形高密度,或等密度肿块,边界清楚,含类脂细胞者呈低密度,周围水肿带较轻或中度,且有明显对比增强效应。瘤内可见钙化、出血或囊变,瘤基多较宽,并多与大脑镰、小脑幕或颅骨内板相连,其基底较宽,密度均匀一致,边缘清晰,瘤内可见钙化。增强后可见肿瘤明显增强,可见脑膜尾征。

2.MRI 扫描

同时进行 CT 和 MRI 的对比分析,方可得到较正确的定性诊断。

3.脑血管造影

脑血管造影可显示瘤周呈抱球状供应血管和肿瘤染色。同时造影技术也为术前栓塞供应动脉,减少术中出血提供了帮助。

(三)鉴别诊断

需同脑膜瘤鉴别的肿瘤因部位而异,幕上脑膜瘤应与胶质瘤、转移瘤鉴别,鞍区脑膜瘤应与垂体瘤鉴别,桥小脑角脑膜瘤应与听神经瘤鉴别。

(四)治疗

1.手术治疗

手术切除脑膜瘤是最有效的治疗手段,应力争全切除,对受肿瘤侵犯的脑膜和颅骨,亦应切除之,以求达到根治。

(1)手术原则:控制出血,保护脑功能,争取全切除。对无法全切除的患者,则可行肿瘤次全切除或分次手术,以免造成严重残疾或死亡。

(2)术前准备:①肿瘤血运极丰富者可术前行肿瘤供应血管栓塞以减少术中出血。②充分备血,手术开始时做好快速输血准备。③鞍区肿瘤和颅压增高明显者,术前数天酌用肾上腺皮质激素和脱水治疗。④有癫痫发作史者,需术前应用抗癫痫药物、预防癫痫发作。

(3)术后并发症。①术后再出血:术后密切观察神志瞳孔变化,定期复查头部 CT 早期处理。②术后脑水肿加重:对于影响静脉窦和粗大引流静脉的肿瘤切除后应用脱水药物和激素预防脑水肿加重。③术后肿瘤残余和复发:需定期复查并辅以立体定向放射外科治疗等防止肿瘤复发。

2.立体定向放射外科治疗

因其生长位置,有 17%～50% 的脑膜瘤做不到全切,另外还有少数恶性脑膜瘤也无法全切。肿瘤位于脑深部重要结构难以全切除者,如斜坡、海绵窦区、视丘下部或小脑幕裂孔区脑膜瘤,应同时行减压性手术,以缓冲颅压力,剩余的瘤体可采用 γ 刀或 X 刀治疗,亦可达到很好效果。

3.放疗或化疗

恶性脑膜瘤在手术切除后,需辅以化疗或放疗,防止肿瘤复发。

4.其他治疗

其他治疗包括激素治疗、分子生物学治疗、中医治疗等。

二、护理

(一)入院护理

(1)入院常规护理;常规安全防护教育;常规健康指导。

(2)指导患者合理饮食,保持大便通畅。

(3)指导患者肢体功能锻炼;指导患者语言功能锻炼。

(4)结合患者的个体情况,每 1～2 小时协助患者翻身,保护受压部位皮肤;如局部皮肤有压红,可缩短翻身的间隔时间,受压部位应予软枕垫高减压。

(二)术前护理

(1)每 1～2 小时巡视患者,观察患者的生命体征、意识、瞳孔、肢体活动,如有异常及时通知医师。

(2)了解患者的心理状态,向患者讲解疾病的相关知识,介绍同种疾病手术成功的例子,增强患者治疗信心,减轻焦虑、恐惧心理。

(3)根据医嘱正确采集标本,进行相关检查。

(4)术前落实相关化验、检查报告的情况,如有异常立即通知医师。

(5)根据医嘱进行治疗、处置,注意观察用药后反应。

(6)注意并发症的观察和处理。

(7)指导患者练习深呼吸及有效咳嗽;指导患者练习床上大小便。

(8)指导患者修剪指(趾)甲、剃胡须,女性患者勿化妆及涂染指(趾)甲。

(9)指导患者戒烟、戒酒。

(10)根据医嘱正确备血(复查血型),行药物过敏试验。

(11)指导患者术前 12 小时禁食,8 小时禁饮水,防止术中呕吐导致窒息;术前晚进半流食,如米粥、面条等。

(12)指导患者保证良好的睡眠,必要时遵医嘱使用镇静催眠药。

(三)手术当日护理

1.送手术前

(1)术晨为患者测量体温、脉搏、呼吸、血压;如有发热、血压过高、女性月经来潮等情况均应及时报告医师,以确定是否延期手术。

(2)协助患者取下义齿、项链、耳钉、手链、发夹等物品,并交给家属妥善保管。

(3)皮肤准备(剃除全部头发及颈部毛发、保留眉毛)后,更换清洁的病员服。

(4)遵医嘱术前用药,携带术中用物,平车护送患者入手术室。

2.术后回病房

(1)每 15～30 分钟巡视患者,注意观察患者的生命体征、意识、瞳孔、肢体活动等,如异常及时通知医师。

(2)注意观察切口敷料有无渗血。

(3)密切观察引流液的颜色、性状、量等情况并记录,妥善固定引流管,引流袋置于头旁枕上或枕边,高度与头部创腔保持一致,保持引流管引流通畅,活动时注意引流管不要扭曲、受压,防止脱管。

(4)观察留置导尿患者尿液的颜色、性状、量,会阴护理每天 2 次。

(5)术后 6 小时内给予去枕平卧位,6 小时后可床头抬高,麻醉清醒的患者可以协助床上活动,保证患者舒适。

(6)保持呼吸道通畅。

(7)若患者出现不能耐受的头痛,及时通知医师,遵医嘱给予止痛药物,并密切观察患者的生命体征、意识、瞳孔等变化。

(8)精神症状患者的护理:加强患者安全防护,上床挡,需使用约束带的患者,应告知家属并取得同意,定时松解约束带,按摩受约束的部位,24 小时有家属陪护,预防自杀倾向,同时做好记录。

(9)术后 24 小时内禁食水,可行口腔护理,每天 2 次。清醒患者可口唇覆盖湿纱布,保持口腔湿润。

(10)结合患者的个体情况,每 1～2 小时协助患者翻身,保护受压部位皮肤;如局部皮肤有压红,可缩短翻身的间隔时间,受压部位应予软枕垫高减压。

(四)术后护理

1.术后第1～3天

(1)每1～2小时巡视患者,注意观察患者的生命体征、意识、瞳孔、肢体活动等,如发现有头痛、恶心、呕吐等颅内压增高症状及时通知医师。

(2)注意观察切口敷料有无渗血。

(3)密切观察引流液的颜色、性状、量等情况并记录,妥善固定引流管,并保持引流管引流通畅,不可随意放低引流袋,以保证创腔内有一定的液体压力。若引流袋放低,会导致创腔内液体引出过多,创腔内压力下降,脑组织迅速移位,撕破大脑上静脉,从而引发颅内血肿。医师根据每天引流液的量调节引流袋的高度。

(4)观察留置导尿患者尿液的颜色、性状、量,会阴护理每天2次。

(5)术后引流管放置3～4天,引流液由血性脑脊液转为澄清脑脊液时,即可拔管,避免长时间带管形成脑脊液漏。拔除引流管后,注意观察患者的生命体征、意识、瞳孔等变化,切口敷料有无渗血、渗液及皮下积液等,如有异常及时通知医师。

(6)加强呼吸道的管理,鼓励深呼吸及有效咳嗽、咳痰,如痰液黏稠不易咳出可遵医嘱予雾化吸入,必要时吸痰。

(7)术后24小时如无恶心、呕吐等麻醉后反应,可遵医嘱进食,由流食逐步过渡到普食,积极预防便秘的发生。

(8)指导患者床上活动,床头摇高,逐渐坐起,逐渐过渡到床边活动(做好跌倒风险评估),家属陪同。活动时以不疲劳为宜。

(9)指导患者进行肢体功能锻炼;进行语言功能锻炼。

(10)做好生活护理,如洗脸、刷牙、喂饭、大小便等,定时协助患者翻身,保护受压部位皮肤,预防压疮的发生。

2.术后第4天至出院日

(1)每1～2小时巡视患者,注意观察患者的生命体征、意识、瞳孔、肢体活动等,如发现有头痛、恶心、呕吐等颅内压增高症状及时通知医师;注意观察切口敷料有无渗血。

(2)指导患者注意休息,病室内活动,活动时以不疲劳为宜。对高龄、活动不便、体质虚弱等可能发生跌倒的患者及时做好跌倒或坠床风险评估。

(五)出院指导

1.饮食指导

指导患者进食高热量、高蛋白、富含纤维素、维生素丰富、低脂肪、低胆固醇食物,如蛋、牛奶、瘦肉、新鲜鱼、蔬菜、水果等。

2.用药指导

有癫痫病史者遵医嘱按时、定量口服抗癫痫药物。不可突然停药、改药及增减药量,以避免加重病情。

3.康复指导

对肢体活动障碍者,户外活动须有专人陪护,防止意外发生,鼓励患者对功能障碍的肢体需经常做主动和被动运动,防止肌肉萎缩。

第七节　垂体腺瘤

垂体腺瘤是发生于腺垂体的良性肿瘤。如果肿瘤增大,压迫周围组织,则出现头痛、视力减退、视野缺损、上睑下垂及眼球运动功能障碍等压迫症状。治疗一般以手术为主,也可行药物和放疗。手术治疗包括:开颅垂体瘤切除术和经口鼻或经单鼻蝶窦垂体瘤切除术。垂体瘤患者有发生垂体卒中的可能。垂体卒中为垂体肿瘤内突然发生出血性坏死或新鲜出血。典型症状:突然头痛,在 2 天内眼外肌麻痹、视觉障碍、视野缺损及进行性意识障碍等。如发生上述情况应按抢救程序及时进行抢救。

一、护理措施

(一)术前护理

1.预防手术切口感染

为预防手术切口感染,经蝶窦垂体腺瘤切除术患者应在术前3天常规口服抗生素,用复方硼酸溶液漱口,用呋麻液滴鼻,每天 4 次,每次双侧鼻腔各 2～3 滴,滴药时采用平卧仰头位,使药液充分进入鼻腔。

2.皮肤准备

经蝶窦手术患者需剪鼻毛,应动作轻稳,防止损伤鼻黏膜致鼻腔感染。近来多采用电动鼻毛修剪器,嘱患者自行予以清理,再由护士检查有无残留鼻毛,此法提高了患者的舒适度,更易于接受,亦便于护士操作。观察有无口鼻疾病,如牙龈炎、鼻腔疖肿等。如有感染存在,则改期手术。

3.物品准备

备好奶瓶(有刻度标记,并预先在奶嘴上剪好"十"字开口,以准确记录入量,便于患者吸吮)、咸菜、纯橙汁、香蕉、猕猴桃等含钾、钠高的食物。

4.术前宣教

向患者讲解有关注意事项,消除恐惧,取得配合。

(二)术后护理

(1)卧位未清醒时,取平卧位,头偏向一侧,清醒后拔除气管插管。无脑脊液鼻漏应抬高床头15°～30°。有脑脊液鼻渗/漏者,一般去枕平卧3～7天,具体时间由手术医师决定,床头悬挂"平卧"提示牌。

(2)患者术后返回病室时,需经口吸氧。先将氧流量调至2～3 L/min,再将吸氧管轻轻放入患者口腔中并用胶布将管路固定于面部,防止不慎脱落。及时吸除口腔及气管插管的内分泌物,维持呼吸道通畅。

(3)生命体征的监测:麻醉清醒前后应定时测量生命体征,特别注意观察瞳孔的对光反射是否恢复。

(4)拔除气管插管指征及方法:①双侧瞳孔等大(或与术前大小相同);②瞳孔对光反射敏感;③呼之能应、可遵医嘱做简单动作;④将口腔内分泌物吸除干净;⑤术中无特殊情况;⑥拔除气管插管时,患者应取平卧位头偏向一侧,抽出气囊中的空气,嘱患者做吐物动作,顺势将插管迅速拔出(目前此项操作多在手术室恢复室完成)。

(5)伤口护理:如无脑脊液鼻漏者,术后3天左右拔除鼻腔引流条,用呋麻液滴鼻,每天4次,每次2～3滴,防止感染。如有鼻漏,术后5～7天拔除鼻腔引流条。拔除鼻腔引流条后勿用棉球或纱布堵塞鼻腔。

(6)口腔护理:如经口鼻蝶窦入路手术,口腔内有伤口,应每天做口腔护理,保持口腔内的清洁。由于术后用纱条填塞鼻腔止血,患者只能张口呼吸,易造成口腔干燥、咽部疼痛不适,此时,应用湿纱布盖于口唇外,保持口腔湿润,减轻不适,必要时可遵医嘱予以雾化吸入或用金喉健喷咽部。

(7)术后并发症的护理。

脑出血:常在术后48小时内发生,当患者出现意识障碍(昏睡或烦躁)、瞳孔不等大或外形不规则、视物不清、视野缺损、血压进行性升高等症状时,提示有颅内出血可能,应及时通知医师,必要时做急诊CT或行急诊手术。如未及时发现或采取有效措施,将出现颅内血肿、脑疝甚至危及患者生命。

尿崩症和(或)水电解质紊乱:由于手术对神经垂体及垂体柄有影响,术后一过性尿崩发生率较高,表现为大量排尿,每小时尿量200 mL以上,连续2小时以上,此即为尿崩症。需监测每小时尿量,准确记录出入量,合理经口、经静脉补液,必要时口服抗利尿剂如醋酸去氨升压素(弥凝),或静脉泵入垂体后叶素控制尿量,保持出入量平衡。水电解质紊乱则可由手术损伤下丘脑或尿崩症致大量排尿引起,易造成低血钾等水、电解质紊乱,临床上每天晨监测血电解质情况,及时给予补充。

脑脊液鼻漏:由于术中损伤鞍隔所致,常发生于术后3~7天,尤其是拔除鼻腔填塞纱条后,观察患者鼻腔中有无清亮液体流出。因脑脊液含有葡萄糖,可用尿糖试纸粉色指示端检测,阳性则提示有脑脊液鼻漏(如混有血液时,也可呈现假阳性,需注意区分)。此时,患者应绝对卧床,去枕平卧2~3周。禁止用棉球、纱条、卫生纸填塞鼻腔,以防逆行感染。

垂体功能低下:由机体不适应激素的变化引起,常发生于术后3~5天。患者可出现头晕、恶心、呕吐、血压下降等症状。此时,应先查血钾浓度,与低血钾相鉴别。一般用生理盐水100 mL＋琥珀酸氢化可的松100 mg静脉滴注后可缓解。

(三)健康指导

(1)出院后患者可以正常进食,勿食刺激性强的食物及咖啡、可乐、茶类。

(2)患者应适当休息,通常1~3个月后即可正常工作。

(3)出现味觉、嗅觉减退多为暂时的,无须特殊处理,一般自行恢复。痰中仍可能带有血丝,如果量不多,属于正常情况,不需处理。

(4)注意避免感冒,尽量少到人员密集的公共场所,如超市、电影院。

(5)如果出现下列情况要考虑肿瘤复发,及时复查。一度改善的视力视野再次障碍;肢端肥大症患者血压、血糖再次升高;库欣综合征或者脸色发红,皮肤紫纹不消退或者消退后再次出现,血压升高。

(6)如出院后仍需继续服用激素,应遵医嘱逐渐减少激素用量,如出现厌食、恶心、乏力等感觉,可遵医嘱酌情增加药量。甲状腺激素可遵医嘱每2周减量1次,在减量过程中,如果出现畏寒、心悸、心率缓慢等情况,可根据医嘱,酌情增加药量。

(7)如果出现厌食、恶心、乏力、畏寒、心悸等症状,应考虑到垂体功能低下,应及时到当地医院就诊或回手术医院复查。

(8)如果每天尿量超过3 000 mL,应考虑多尿甚至尿崩症可能。应及时去当地医院诊疗或回手术医院复查。

（9）出院后应定期复查,复查时间为术后 3 个月、半年和 1 年。

二、主要护理问题

(一)潜在并发症

（1）窒息:与术后麻醉未醒,带有气管插管有关。

（2）出血:与手术伤口有关。

（3）脑脊液鼻漏:与手术损伤鞍隔有关。

（4）垂体功能低下:与手术后一过性的激素减低有关。

(二)有体液不足的危险

与一过性尿崩有关。

(三)生活自理能力部分缺陷

与卧床及补液有关。

(四)有皮肤完整性受损的危险

与长期平卧有关。

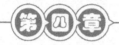

普外科护理

第一节 甲状腺疾病

　　甲状腺疾病甲状腺分左、右两叶,覆盖并附着于甲状软骨下方的器官两侧,中间以峡部相连,由内、外两层被膜包裹,手术时分离甲状腺即在此两层被膜之间进行。在甲状腺背面、两层被膜的间隙内,一般附有 4 个甲状旁腺。成人甲状腺重约 30 g,正常者进行颈部检查时,既不能清楚地看到,也不易摸到甲状腺。由于甲状腺借外层被膜固定于气管和环状软骨上,还借两叶上极内侧的悬韧带悬吊于环状软骨,所以做吞咽动作时,甲状腺随之上下移动,临床上常以此鉴别颈部肿块是否与甲状腺有关(图 4-1)。

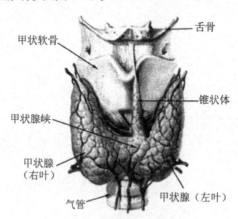

图 4-1　甲状腺的解剖结构

　　甲状腺的血液供应非常丰富,主要来自两侧的甲状腺上、下动脉。甲状腺有3 条主要静脉,即甲状腺上、中、下静脉。甲状腺的淋巴液汇入颈深淋巴结。甲状腺的神经支配来自迷走神经,其中,喉返神经穿行于甲状腺下动脉的分支之间,支配声带运动,喉上神经的内支(感觉支)分布于喉黏膜,外支(运动支)支配环甲肌,与甲状腺上动脉贴近走行,使声带紧张。

甲状腺有合成、贮存和分泌甲状腺素的功能。甲状腺素的主要作用是:①加快全身细胞利用氧的效能,加速蛋白质、糖类和脂肪的分解,全面增高人体的代谢,增加热量的产生。②促进人体的生长发育,在出生后影响脑与长骨的生长、发育。

一、单纯性甲状腺肿

(一)概述

单纯甲状腺肿发病率5%,甚至更高,女性好发,缺碘是主要原因。由于离海远的山区饮水和食物中含碘量低,发病者较多,故常称为地方性甲状腺肿。在缺乏碘而仍需甲状腺功能维持身体需要的前提下,垂体前叶促甲状腺激素的产生就增加,导致甲状腺代偿性肿大。病变早期为弥漫性肿大,随着增生和再生反复出现,会出现结节;晚期部分腺泡坏死、出血、囊性变、纤维化、钙化等,可出现质地不等、大小不一的结节,称为结节性甲状腺肿。

除甲状腺素的合成原料碘缺乏外,当机体对甲状腺激素的需要量较正常增高,或其他原因导致甲状腺素合成和分泌障碍时,也会引起甲状腺肿大。前者常见于青春期、妊娠期、绝经期、创伤或感染患者;后者原因众多,可以是大脑皮质-下丘脑-垂体前叶-甲状腺系统任意环节的失调。两者与地方性甲状腺肿的主要不同是,后者往往腺体肿大很突出,并多发生在地方性甲状腺肿的流行区。

(二)护理评估

1.健康史

评估时应询问患者的年龄、月经生育史、创伤感染情况和居住史,如是否居住于远离海的山区,以及饮食习惯。如是否不吃海带、紫菜等海产品,或者有海产品过敏或禁忌。据报道,卷心菜、花生、菠菜、大豆、豌豆、萝卜等食物可抑制甲状腺素的合成,经常大量进食,亦能导致甲状腺肿大。

2.临床表现

局部表现为主,颈部增粗,颈前肿块。一般无全身症状,基础代谢率正常。甲状腺可有不同程度的肿大,早期两侧呈弥漫性肿大,表面光滑,质地软,可随吞咽上下移动;随后可触及单个或多个结节,增长缓慢。较大腺体压迫周围器官或组织出现压迫症状,可表现为呼吸困难、气管软化、声音嘶哑或吞咽困难。胸骨后甲状腺肿易压迫气管和食管。

3.辅助检查

(1)甲状腺摄^{131}I率测定:缺碘性甲状腺肿可出现摄碘量增高,但吸碘高峰一般正常。

(2)B超检查:有助于发现甲状腺内囊性、实质性或混合性多发结节的存在。

(3)颈部X线检查:可发现不规则的胸骨后甲状腺肿及钙化的结节,还能确定有无气管受压、移位及狭窄的程度。

(4)细针穿刺细胞学检查:病变性质可疑时,可行细针穿刺细胞学检查以确诊。

(三)护理问题

1.焦虑

与疾病、担心手术预后等因素有关。

2.知识缺乏

缺乏进食加碘食盐或含碘丰富的食品的有关知识。

3.疼痛

与手术引起的组织损伤有关。

(四)护理目标

(1)患者紧张情绪缓解或减轻,积极配合手术。

(2)患者能够叙述相关知识。

(3)患者疼痛减轻或消失。

(五)护理措施

1.一般护理

(1)皮肤的准备:男性患者刮净胡须,女性患者发髻低需要理发。

(2)胃肠道的准备:术前禁食8~12小时,禁水4~6小时。

(3)体位训练:术前指导患者进行头颈过伸位的训练。

2.心理护理

针对患者术前紧张和担心手术预后进行心理护理。

(1)讲解手术的必要性。

(2)讲解此手术为外科中等手术,手术医师经验丰富。

(3)讲解手术及麻醉方式。

(4)讲解过于紧张会影响手术的进行及麻醉效果。

（5）请手术已经康复的患者与之交流经验体会。

（6）调动社会支持体系，给患者予以协助和鼓励。

3.术后护理

主要针对术后并发症。

（1）出血：术后48小时内出现，表现为颈部迅速肿大、呼吸困难、烦躁不安，甚至窒息；伤口渗血或出血。护理如下：①预防术后出血。适当加压包扎伤口敷料。予半坐卧位，减轻术后颈部切口张力。避免大声说话、剧烈咳嗽，以免伤口裂开、出血。术后6小时内进食温凉流质、半流质饮食，避免进过热饮食，减少伤口部位充血。②观察伤口渗血情况及颈后有无渗血；观察患者呼吸情况，有无呼吸困难；观察患者颈部情况，有无颈部肿大。床旁备气管切开包，如发生出血，应立即剪开缝线，消除积血，必要时送手术室止血。

（2）呼吸困难和窒息：表现为颈部压迫感、紧缩感或梗阻感，还可表现为进行性呼吸困难、呼吸费力、烦躁、发绀及气管内痰鸣音。护理如下：①术后24～48小时严密观察病情变化。每2小时测量血压、脉搏、呼吸1次，观察伤口敷料及引流管引流液的情况，尤应注意颈部敷料有无渗血。②预防术后出血。适当加压包扎伤口敷料。予半坐卧位，减轻术后颈部切口张力。避免大声说话、剧烈咳嗽，以免伤口裂开出血。术后6小时内进食温凉流质、半流质饮食，避免进过热饮食，减少伤口部位充血。③保持呼吸道通畅。指导患者有效咳嗽、排痰的方法并示范，即先深吸一口气，然后用手按压伤口处，快速用力将痰咳出，但避免剧烈咳嗽，以免伤口裂开。痰液黏稠不易排出时，给予雾化吸入，每天2～3次，并协助患者翻身叩背，促进痰液排出。④及时处理：发现患者有颈部紧缩感和压迫感、呼吸困难、烦躁不安、心动加速、发绀时，应立即检查伤口。如果是出血引起，立即就地松开敷料，剪开缝线，敞开切口，迅速除去血肿；如血肿清除后患者呼吸仍无改善，则应立即施行气管切开，并予吸氧；待患者情况好转后，再送手术室进行进一步检查止血和其他处理。⑤术前常规在床旁准备气管切开包和抢救药品。⑥手术后如近期出现呼吸困难，宜先试行插管，插管失败后再做气管切开。

（3）喉返神经损伤：可分暂时性（2/3以上的患者是暂时性损伤）和持久性损伤两种，评估患者有无声音嘶哑、失声。如果症状出现，注意给予安慰和解释，减轻其恐惧和焦虑，使其积极配合治疗。同时，应用促进神经功能恢复的药物，结合理疗、针灸，促进声带功能的恢复（暂时性损伤可在术后几周内恢复功能）。注意声带的休息，避免不必要的谈话。在后期要多与患者交流，并要求患者尽量用简短的语言回答或点头，亦可使用写字板，鼓励患者自己说出来，提高其自信心，促进声带功能的恢复。

(4)喉上神经损伤:喉上神经外支损伤可引起环甲肌瘫痪,使声带松弛,患者发音产生变化,常感到发音弱、音调低、无力、缺乏共振,最大音量降低。喉上神经内支损伤可使咽喉黏膜的感觉丧失,易引起误咽,尤其是喝水时出现呛咳。要指导患者取坐位进食,或进半固体饮食。一般理疗后可恢复。

(5)甲状旁腺功能减退:可出现低血钙,表现为面部、口唇周围及手、足针刺感及麻木感或强直感,还可表现为畏光、复视、焦虑、烦躁不安。重者可有面肌和手足阵发性痛性痉挛,甚至喉、膈肌痉挛,出现呼吸困难和窒息。血清钙低于正常。但只要有一枚良好的甲状旁腺保留下来,就可维持甲状旁腺的正常功能,故临床上出现严重的手足抽搐者并不多见。其发生率与甲状腺手术范围及以往手术次数直接相关。如果出现症状,护理上需注意以下事项。①限制含磷较高的食物:如牛奶、瘦肉、蛋类、鱼类。②症状轻者,可口服葡萄糖酸钙 2～4 g,每天 3 次,2～3 周后损伤的甲状旁腺代偿性增生,症状消失;症状较重者或长期不能恢复者加服维生素 D,每天 5 万～10 万单位,促进钙在肠道中的吸收。口服二氢速固醇(AT10)油剂,有提高血清钙含量的特殊作用,从而降低神经肌肉的应激性,效果最好。③抽搐发作:注意患者安全,医护人员不要用手强力按压患者制止抽搐发作,避免受伤。

4.健康教育

(1)在甲状腺肿流行地区推广加碘食盐:告知居民勿因价格低廉而购买和食用不加碘食盐。日常烹调使用加碘食盐,每 10～20 kg 食盐中均匀加入碘化钾或碘化钠 1 g 即可满足人体每天的需碘量。

(2)告知患者碘是甲状腺素合成的必需成分:食用高碘含量食品有助于增加体内甲状腺素的合成,改善甲状腺肿大症状。鼓励进食海带、紫菜等含碘丰富海产品。

二、甲状腺功能亢进症

(一)概述

1.病因

甲状腺功能亢进症(简称甲亢)的原因尚未完全明了,目前多认为它是一种自身免疫性疾病。此外,情绪、应激等因素也被认为对其发病有重要影响。

2.分类

(1)原发性甲状腺功能亢进症(Grave 病、突眼性甲状腺肿或者毒性甲状腺肿):最常见,多发于 20～40 岁,女性较男性发病率高。甲状腺呈弥漫性肿大、对称,有突眼征。

(2)继发性甲状腺功能亢进症:少见,多发于 40 岁以上,甲状腺肿大呈结节性、不对称,一般无突眼。

(3)高功能腺瘤:是继发性甲状腺功能亢进症的特殊类型,少见,多为单发,无突眼。

(二)护理评估

1.健康史

(1)患者的年龄、性别。

(2)患者是否有情绪急躁、容易激动、失眠、两手颤动、怕热、多汗、食欲亢进而体重减轻、消瘦、心悸、胸闷、脉快有力(每分钟脉率在 100 次以上,休息和睡眠时快)、月经失调等症状。

(3)是否进行过甲状腺手术或者放疗。

(4)甲状腺功能亢进症的药物治疗情况。

(5)患者及其家属对疾病的认识以及心理反应。

2.临床表现

(1)代谢率增高的表现:食欲亢进、食量大,但反见消瘦、体重下降;多汗、不耐热;紧张、神经过敏、手细颤;心律失常和心悸;皮肤毛发柔弱,易脱落;腹泻。

(2)性格的改变:烦躁易激惹。情绪波动大,可表现为时而兴奋,时而抑郁。言语及动作速度加快。

(3)心血管系统功能改变:患者主诉心悸、心慌。脉快有力,多在每分钟 100 次以上,休息和睡眠时亦快。脉压增大,常＞5.3 kPa(40 mmHg)。脉率增快和脉压的增大为重要临床表现。可作为判断病情程度和治疗效果的重要标志。

(4)内分泌紊乱:月经失调、不孕、早产等。

(5)眼征:瞬目减少,辐辏运动减弱,眼球内聚困难。突眼征:由于液体积聚在眼眶,球后水肿,造成眼球突出,但并非必然存在。突眼的严重程度与甲状腺功能亢进症的严重程度无明显关系。继发于结节性甲状腺肿的甲状腺功能亢进症患者多无突眼征。通常治疗不会改善。

3.辅助检查

(1)基础代谢率(BMR)测定:BMR ＝ 脉率 ＋ 脉压 － 111。BMR 正常为 ±10％,增高至 ＋20％～＋30％为轻度甲状腺功能亢进症,＋30％～＋60％为中度甲状腺功能亢进症，+60%以上为重度甲状腺功能亢进症。

（2）甲状腺摄碘率的测定：给受试者一定剂量的放射性^{131}I，再探测甲状腺摄取^{131}I的程度，可以判断甲状腺的功能状态。正常甲状腺24小时摄碘量为人体总量的30%～40%，如果在2小时内甲状腺的摄碘量超过了人体总量的25%，或在24小时内超过了人体总量的50%，且吸碘高峰提前出现，都提示有甲状腺功能亢进症。注意如果患者在近2个月内吃含碘较高的食物如海带、紫菜或服用含碘药物如甲状腺素片、复方碘溶液等，需停药2个月才能做试验，否则影响检测效果。

（3）血清 T_3、T_4 测定：甲状腺功能亢进症时 T_3 可高出正常值4倍左右，T_4 高出正常2.5倍。

（4）B超：甲状腺呈弥漫性或结节性肿大。

（5）心电图（ECG）：显示心动过速或心房颤动，P波和T波改变。

（三）护理问题

（1）焦虑：与担心疾病及手术预后等因素有关。

（2）活动无耐力：与代谢率增高、氧的供应不能满足机体需要有关。

（3）睡眠形态紊乱：与无法耐受炎热、大汗或性情急躁等因素有关。

（4）营养失调，低于机体需要量：与代谢率增高有关。

（5）疼痛：与手术引起的组织损伤有关。

（6）潜在并发症：出血、呼吸困难或窒息、喉返神经损伤、喉上神经损伤、甲状旁腺损伤、甲状腺危象等。

（四）护理目标

（1）患者紧张情绪缓解或减轻，积极配合手术。

（2）患者活动能力逐渐增强，能满足自我护理要求或患者日常需求得到满足。

（3）患者能得到充足的休息和睡眠。

（4）患者甲状腺功能亢进症症状得到控制，体重增加。

（5）患者疼痛减轻或消失。

（6）患者病情变化能够被及时发现和处理。

（五）护理措施

1.一般护理

（1）皮肤的准备：男性患者刮胡须，女性患者发髻低需要理发。

（2）胃肠道的准备：术前禁食 8～12 小时,禁水 4～6 小时。

（3）体位训练：术前指导患者进行头颈过伸位的训练。

（4）术前药物准备。用药目的是降低甲状腺功能和基础代谢率,控制甲状腺功能亢进症症状,减轻甲状腺肿大及充血。先使用硫氧嘧啶类抗甲状腺药物,待基础代谢率正常后加用碘剂,适用于重度甲状腺功能亢进症患者。硫氧嘧啶类药物主要抑制甲状腺素分泌,但能使甲状腺肿大、充血。加用碘剂可以抑制甲状腺素的释放,并能使腺体缩小、变硬,减少充血,利于手术。常用碘剂为饱和碘化钾熔液,或用 Lugol 溶液。服用方法有二:①增量法,常用的碘剂是复方碘化钾溶液,每天 3 次,第 1 天每次由 3 滴开始,逐日每次递增 1 滴,至每次 16 滴为止。然后,维持此剂量至手术。②恒量法:10 滴,每天 3 次;4～5 滴,每天3 次。给抗甲状腺药物和碘剂时,多需2～3 周或以上方可手术。为缩短术前准备时间,目前常给普萘洛尔口服,替代抗甲状腺药物和碘剂做药物准备。

用药注意事项:①硫氧嘧啶类药物的突出不良反应是白细胞和粒细胞减少。当发现患者有咽痛、发热、皮疹等主诉或症状时,应及时与医师联系,进一步检查分析是否需要停药。②服用碘剂时要将碘溶液滴在水、果汁、牛奶里,并用吸管饮用,以减少碘液的不良味道和对黏膜的刺激及牙齿的损害。切忌将浓的碘剂直接滴入口腔,以免灼伤口腔黏膜,刺激口腔和胃黏膜引起恶心、呕吐、食欲缺乏等,且要强调一定要按剂量服用。③碘剂不能单独治疗甲状腺功能亢进症,仅用于手术前的准备。因为碘剂只能抑制甲状腺激素的释放,而不能抑制其合成。因此,一旦停药,贮存于甲状腺滤泡内的甲状腺球蛋白分解,大量甲状腺激素释放到血液,使甲状腺功能亢进症症状加重。④使用普萘洛尔的禁忌证为心脏束支传导阻滞、支气管哮喘。对使用普萘洛尔的患者应监测心率。发现心率低于60 次/分时,应及时提醒医师停药。

2.心理护理

针对术前紧张和担心手术预后进行心理护理。多与患者交谈,消除患者的顾虑和恐惧心理,向患者讲解甲状腺功能亢进症是一种可治愈的良性疾病。安排通风良好、安静的休息环境,指导患者减少活动,适当卧床,以免体力消耗。限制探视,避免过多外来刺激,使患者情绪稳定。

3.术后并发症的护理

（1）出血:术后 48 小时内出现,表现为颈部迅速肿大、呼吸困难、烦躁不安,甚至窒息;伤口渗血或出血。护理如下。①预防术后出血:适当加压包扎伤口敷料。给予半坐卧位,减轻术后颈部切口张力。避免大声说话、剧烈咳嗽,以免伤口裂开出血。术后6小时内进食温凉流质、半流质饮食,避免进过热饮食,减少伤口部位充血。②观察伤口:观察伤口渗血情况及颈后有无渗血;观察患者呼吸情况,有无呼吸困难;观察患者颈部情况,有无颈部肿大。如发生出血,应立即剪开缝线,清除积血,必要时送手术室止血。③观察伤口引流管颜色、性质、量,并准确记录。如有异常,及时通知主管医师。

(2)呼吸困难和窒息。表现为颈部压迫感、紧缩感或梗阻感,还可表现为进行性呼吸困难、呼吸费力、烦躁、发绀及气管内痰鸣音。护理如下:①观察病情。术后24~48小时严密观察病情变化,每2小时测量血压、脉搏、呼吸1次,观察伤口敷料及引流管引流液的情况,尤应注意颈部敷料有无渗血。②预防术后出血:适当加压包扎伤口敷料。给予半坐卧位,减轻术后颈部切口张力。避免大声说话、剧烈咳嗽,以免伤口裂开出血。术后6小时内进食温凉流质、半流质饮食,避免进过热饮食,减少伤口部位充血。③保持呼吸道通畅:指导患者有效咳嗽、排痰的方法并示范,即先深吸一口气,然后用手按压伤口处,快速用力将痰咳出,但避免剧烈咳嗽,以免伤口裂开。痰液黏稠不易排出时,给予雾化吸入,每天2~3次,并协助患者翻身叩背,促进痰液排出。④及时处理:发现患者有颈部紧缩感和压迫感、呼吸困难、烦躁不安、心动加速、发绀时,应立即检查伤口。如果是出血引起,立即就地松开敷料,剪开缝线,敞开切口,迅速除去血肿;如血肿清除后患者呼吸仍无改善,则应立即施行气管切开,并予吸氧;待患者情况好转后,再送手术室进行进一步检查止血和其他处理。⑤术前常规在床旁准备气管切开包和抢救药品。⑥手术后如近期出现呼吸困难,宜先试行插管,插管失败后再做气管切开。

(3)喉返神经损伤:可分暂时性(2/3以上的患者是暂时性损伤)和持久性损伤两种,评估患者有无声音嘶哑、失声。如果症状出现,注意给予安慰和解释,减轻其恐惧和焦虑,使其积极配合治疗。同时,应用促进神经功能恢复的药物,结合理疗、针灸,促进声带功能的恢复(暂时性损伤可在术后几周内恢复功能)。注意声带的休息,避免不必要的谈话。在后期要多与患者交流,并要求患者尽量用简短的语言回答或点头;亦可使用写字板,鼓励患者自己说出来,提高其自信心,促进声带功能的恢复。

(4)喉上神经损伤:可引起环甲肌瘫痪,使声带松弛,患者发音产生变化,常感到发音弱、音调低、无力、缺乏共振,最大音量降低。喉上神经内支损伤可使咽喉黏膜的感觉丧失,易引起误咽,尤其是喝水时出现呛咳。要指导患者取坐位进食,或进半固体饮食。一般理疗后可恢复。

(5)甲状旁腺功能减退:可出现低血钙,表现为面部、口唇周围及手、足针刺感及麻木感或强直感,还可表现为畏光、复视、焦虑、烦躁不安。重者可有面肌和手足阵发性痛性痉挛,甚至喉、膈肌痉挛,出现呼吸困难和窒息。查血清钙低于正常。但只要有一枚良好的甲状旁腺保留下来,就可维持甲状旁腺的正常功能,故临床上出现严重的手足抽搐者并不多见。其发生率与甲状腺手术范围及以往手术次数直接相关。如果出现症状,护理上需注意以下事项:①限制含磷较高的食物,如牛奶、瘦肉、蛋类、鱼类。②症状轻者可口服葡萄糖酸钙 2~4 g,每天 3 次,2~3 周后损伤的甲状旁腺代偿性增生,症状消失;症状较重者或长期不能恢复者加服维生素 D,每天 5 万~10 万单位,促进钙在肠道中的吸收。口服二氢速固醇油剂,有提高血清钙含量的特殊作用,从而降低神经肌肉的应激性,效果最好。③抽搐发作时,注意患者安全,医护人员不要用手强力按压患者制止抽搐发作,避免受伤。

(6)甲状腺危象:原因尚不清楚。表现为术后 12~36 小时内出现高热、脉快且弱(>120 次/分)、烦躁、谵妄,甚至昏迷,常伴恶心、呕吐。如果症状出现,要及时处理:①物理或药物降温,必要时可用冬眠药,使其体温维持在 37 ℃左右。②吸氧:减轻组织缺氧。③静脉输入大量葡萄糖溶液:降低循环血液中的甲状腺激素水平。④烦躁不安、谵妄者,注意患者安全,防止外伤。⑤遵医嘱用药:口服复方碘化钾溶液3~5 mL。紧急时用 10%碘化钠溶液 5~10 mL 加入 10%葡萄糖溶液 500 mL 中静脉滴注;氢化可的松,每天200~400 mg,分次静脉滴注,拮抗应激;利舍平 1~2 mg,肌内注射或普萘洛尔 5 mg 加入 10%葡萄糖溶液 100 mL 中静脉滴注,以降低周围组织对儿茶酚胺的反应。镇静剂常用苯巴比妥钠 100 mg 或冬眠合剂Ⅱ号半量,肌内注射,6~8 小时 1 次;右心衰竭者加用洋地黄制剂。⑥提供心理支持,减轻恐惧和焦虑,促进症状缓解。

4.健康教育

(1)用药指导:说明甲状腺功能亢进症术后继续服药的重要性并督促执行。教会患者正确服用碘剂的方法,如将碘剂滴在饼干、面包等固体食物上,一并服下,以保证剂量准确。

(2)复诊指导:嘱咐出院患者定期至门诊复查,了解甲状腺的功能,出现心悸、手足震颤、抽搐等情况时,及时就诊。

三、甲状腺腺瘤

(一)概述

甲状腺腺瘤是最常见的甲状腺良性肿瘤,多见于 40 岁以下的女性,病理上可分为滤泡状和乳头状囊性腺瘤两种,前者较常见。乳头状囊性腺瘤少见,不易与乳头状腺癌区别。腺瘤周围有完整的包膜。

(二)护理评估

1.健康史

(1)患者的年龄。

(2)肿物生长速度。

(3)有无压迫症状。①压迫气管:导致呼吸困难。②压迫食管:可致吞咽困难。③压迫静脉:表现为面部淤血、发绀、水肿、浅表静脉怒张。④压迫神经:喉返神经受压,可引起声带麻痹、声音嘶哑。

2.临床表现

多为单发,表面光滑,边界清,随吞咽上下活动,多无不适,生长缓慢。肿块较大时可有压迫症状。多为实性,部分为囊性,当囊壁血管破裂发生囊内出血时,肿块迅速增大,伴局部胀痛。

3.辅助检查

(1)颈部 B 超:用来测定甲状腺肿物的大小及其与周围组织的关系。

(2)穿刺细胞学检查:用以明确甲状腺肿块的性质。

(三)护理问题

(1)焦虑:与担心手术及预后有关。

(2)疼痛:与手术引起的组织损伤有关。

(四)护理目标

(1)患者紧张情绪缓解或减轻,积极配合手术。

(2)患者疼痛减轻或消失。

(五)护理措施

1.术前护理

(1)皮肤的准备:男性患者刮胡须,女性患者发髻低需要理发。

(2)胃肠道的准备:术前禁食 8～12 小时,禁水 4～6 小时。

(3)体位训练:术前指导患者进行头颈过伸位的训练。

2.心理护理

针对患者术前紧张和手术预后进行心理护理。

(1)讲解手术的必要性,若不进行手术治疗,则有恶变的可能。

(2)讲解此手术为外科中等手术,手术医师经验丰富。

（3）讲解手术及麻醉方式。

（4）讲解过于紧张影响手术的进行及麻醉效果。

（5）请手术已经康复的患者与之交流经验体会。

（6）调动社会支持体系给患者予协助和鼓励。

3.术后护理

同单纯性甲状腺肿术后护理。

4.健康教育

术后多做吞咽动作，防止颈前肌粘连；伤口拆线后适当进行颈部运动，防止瘢痕挛缩。定期门诊复查。

四、甲状腺癌

（一）概述

甲状腺癌是最常见的甲状腺恶性肿瘤，发病率因国家和地区而不同，在我国约占全身恶性肿瘤的 1%，近年有增长趋势，女性多见。发病年龄不同于一般肿瘤多发于老年人的特点，此病从儿童到老年人都可发生，青壮年占大多数。

（二）护理评估

1.健康史

（1）患者的性别、年龄。

（2）肿物生长速度。

（3）有无压迫症状：呼吸困难、吞咽困难、声音嘶哑、面部淤血、发绀、水肿、浅表静脉怒张等。

2.临床表现

肿块特点是质硬、不规则、边界不清，随吞咽活动度差。局部淋巴结转移时伴有颈部淋巴结肿大。晚期常因压迫邻近组织如喉返神经、气管、食管、交感神经节而出现相应的压迫症状。

3.辅助检查

（1）颈部 B 超检查：用来测定甲状腺肿物的大小及其与周围组织的关系。

（2）放射性同位素扫描：多为冷结节或凉结节。

（3）CT/MRI 检查：能更清楚地定位病变范围及淋巴结转移灶。

（4）穿刺细胞学检查：用以明确甲状腺肿块的性质。

4.心理社会因素

近期有无心理应激，如家庭生活、工作等方面。

(三)护理问题

(1)焦虑:与甲状腺肿块性质不明、担心手术及预后有关。

(2)知识缺乏:缺乏甲状腺手术术前、术后康复知识。

(四)护理目标

(1)患者焦虑减轻,舒适感增加,积极配合治疗。

(2)患者能够叙述相关知识。

(五)护理措施

1.一般护理

(1)皮肤的准备:男性患者刮胡子,女性患者发髻低需要理发。

(2)胃肠道的准备:术前禁食 8～12 小时,禁水 4～6 小时。

(3)体位训练:术前指导患者进行头颈过伸位的训练。

2.心理护理

针对患者术前紧张和担心手术预后进行心理护理。

(1)讲解手术的必要性,若不进行手术治疗,则病情有恶化的可能。

(2)讲解此手术为外科中等手术,手术医师经验丰富。

(3)讲解手术及麻醉方式。

(4)讲解过于紧张影响手术的进行及麻醉效果。

(5)请手术已经康复的患者与之交流经验体会。

(6)调动社会支持体系,给患者予协助和鼓励。

3.术后护理

除不会发生甲状腺危象外,其余同甲状腺功能亢进症术后护理。

4.健康教育

(1)甲状腺全部切除的患者需终身服用甲状腺制剂以满足机体对甲状腺素的需要。常用的甲状腺制剂有甲状腺素片、左甲状腺素等。要使患者了解不正确的用药可导致严重心血管并发症。指导患者:①每天按时服药。②出现心慌、多汗、急躁或畏寒、乏力、精神萎靡不振、嗜睡、食欲减退等体内甲状腺激素过多或过少表现时,应及时就诊,以便调整剂量。③不随意自行停药或变更剂量。④随年龄变化,药物剂量有可能需要调整,故最好至少每年到医院复查 1 次。

(2)不同病理类型的甲状腺癌患者的预后有明显差异,乳头状腺癌恶性程度低,预后较好。指导患者调整心态,积极配合后续治疗。

五、甲状腺结节

(一)概述

甲状腺结节是指在甲状腺内出现的肿块,临床上是一种常见病证,可由甲状腺各种疾病引起,因而怎样区分结节的良、恶性,对如何选择治疗方案有其重要意义。儿童时期出现的甲状腺结节 50% 为恶性。发生于年轻男性的单发结节,也应警惕恶性的可能。如果患者突然出现甲状腺结节,且短期内发展较快,则恶性的可能性较大,但有些早已存在的乳头状囊性腺瘤,常因重体力劳动或剧烈咳嗽而发生囊内出血时,短期内可迅速增大,应加以区分,后者病变局部常有胀痛感。

(二)护理评估

1.健康史

(1)患者的性别、年龄。

(2)结节生长速度。

(3)有无压迫症状。

2.临床表现

甲状腺单个孤立结节比多个结节的恶性机会大。触诊时,良性腺瘤表面平滑,质地较软,随吞咽移动度大;而腺癌常表现为不平整,质地较韧,随吞咽移动度较小,可同时触及颈部肿大的淋巴结。有时腺癌结节很小,而同侧已有肿大的淋巴结。

3.辅助检查

(1)核素扫描:单个冷结节恶性的可能性较大;温结节多为良性腺瘤,癌的概率较小;热结节则几乎为良性。

(2)B超检查:能测定甲状腺结节大小及数目,可区分甲状腺结节为实质性肿块、囊肿或囊实性,因此,可弥补放射性核素扫描检查的不足。如扫描为冷结节、超声检查为囊性者,则恶性的可能性大大减低。此外,还可经超声定位指导针吸活检。

(3)穿刺细胞学检查:是明确甲状腺结节性质的有效方法。细胞学检查结果阴性,则 90% 为良性。

(三)护理问题

(1)焦虑:与担心甲状腺肿块性质、预后等因素有关。

（2）疼痛：与手术引起的组织损伤有关。

（四）护理目标

（1）患者焦虑减轻，舒适感增加，积极配合治疗。

（2）患者疼痛减轻或消失。

（五）护理措施

1.一般护理

（1）皮肤的准备：男性患者刮胡子，女性患者发髻低需要理发。

（2）胃肠道的准备：术前禁食 8～12 小时，禁水 4～6 小时。

（3）体位训练：术前指导患者进行头颈过伸位的训练。

2.心理护理

针对患者术前紧张和担心手术预后进行心理护理。

（1）讲解手术的必要性，若不进行手术治疗，病情有恶化的可能。

（2）讲解此手术为外科中等手术，手术医师经验丰富。

（3）讲解手术及麻醉方式。

（4）讲解过于紧张影响手术的进行及麻醉效果。

（5）请手术已经康复的患者与之交流经验体会。

（6）调动社会支持体系，给患者予协助和鼓励。

3.术后护理

同甲状腺功能亢进术后护理。

4.健康教育

良性肿瘤的健康教育同甲状腺腺瘤，恶性肿瘤的健康教育同甲状腺癌。

（六）最新进展

近年来，随着腔镜手术技能的不断成熟及腔镜手术器械的不断发展，腔镜技术在甲状腺外科中已被广泛使用，如腔镜甲状腺肿物切除术、一侧腺叶切除术或甲状腺大部分切除术，甚至甲状腺全切除合并颈中央区淋巴结清扫术等。这些术式与传统开放的甲状腺手术相比，其术后并发症并无增多，且具有手术损伤小、恢复快、住院时间短以及除颈入路途径外，术后在身体暴露部位不留下手术瘢痕、能达到较满意的美容效果等优点。

1.腔镜甲状腺手术概况

Gagner 等成功进行了首例腔镜甲状旁腺部分切除术；Huscher 等报道了腔镜甲状腺腺叶切除术，两者手术的成功和所取得的满意的美容效果，为腔镜甲状腺手术的开发和推广奠定了基础。从此以后,腔镜甲状腺手术在国内外迅速开展,且未出现手术死亡病例或严重并发症的报道。腔镜甲状腺手术可分为经颈、经胸和经腋入路3种途径。

2.腔镜甲状腺手术后护理

腔镜手术较普通术式术后易发生脂肪液化、皮下积液、皮肤红肿、瘀斑。皮下瘀斑、皮下红肿一般可自行消除,严重者先行冷敷后行热敷,加用活血化瘀药物治疗后可消失。脂肪液化者予拆除乳沟处切口缝线,使其自然引流,定时换药,加用抗生素抗感染后可消失。皮下积液者,量少可自行吸收,量多者用针刺抽吸或切开引流,以防皮瓣坏死。其他护理同甲状腺功能亢进患者术后护理。

第二节 急性乳腺炎

一、疾病概述

(一)概念

急性乳腺炎是乳腺的急性化脓性感染。多发生于产后3～4周的哺乳期妇女,以初产妇最常见。主要致病菌为金黄色葡萄球菌,少数为链球菌。

(二)相关病理生理

急性乳腺炎开始时局部出现炎性肿块,数天后可形成单房或多房性的脓肿。表浅脓肿可向外破溃或破入乳管自乳头流出;深部脓肿不仅可向外破溃,也可向深部穿至乳房与胸肌间的疏松组织中,形成乳房后脓肿。感染严重者,还可并发脓毒血症。

(三)病因与诱因

1.乳汁淤积

乳汁是细菌繁殖的理想培养基,引起乳汁淤积的主要原因有:①乳头发育不良(过小或凹陷)妨碍哺乳。②乳汁过多或婴儿吸乳过少导致乳汁不能完全排空。③乳管不通(脱落上皮或衣服纤维堵塞),影响乳汁排出。

2.细菌入侵

当乳头破损时,细菌沿淋巴管入侵是感染的主要途径。细菌也可直接侵入乳管,上行至腺小叶而致感染。细菌主要来自婴儿口腔、母亲乳头或周围皮肤。多数发生于初产妇,因其缺乏哺乳经验;也可发生于断奶时,6 个月以后的婴儿已经长牙,易致乳头损伤。

(四)临床表现

1.局部表现

初期患侧乳房红、肿、胀、痛,可有压痛性肿块,随病情发展症状进行性加重,数天后可形成单房或多房性的脓肿。脓肿表浅时局部皮肤可有波动感和疼痛,脓肿向深部发展可穿至乳房与胸肌间的疏松组织中,形成乳房后脓肿和腋窝脓肿,并出现患侧腋窝淋巴结肿大、压痛。局部表现可有个体差异,应用抗生素治疗的患者,局部症状可被掩盖。

2.全身表现

感染严重者,可并发败血症,出现寒战、高热、脉快、食欲减退、全身不适、白细胞上升等症状。

(五)辅助检查

(1)实验室检查:白细胞计数及中性粒细胞比例增多。

(2)B超检查:确定有无脓肿及脓肿的大小和位置。

(3)诊断性穿刺:在乳房肿块波动最明显处或压痛最明显的区域穿刺,抽出脓液可确诊脓肿已经形成。脓液应做细菌培养和药敏试验。

(六)治疗原则

主要原则为控制感染,排空乳汁。脓肿形成以前以抗菌药治疗为主,脓肿形成后,需及时切开引流。

1.非手术治疗

(1)一般处理:①患乳停止哺乳,定时排空乳汁,消除乳汁淤积。②局部外敷,用 25%硫酸镁湿敷,或采用中药蒲公英外敷,也可用物理疗法促进炎症吸收。

(2)全身抗菌治疗:原则为早期、足量应用抗生素。针对革兰氏阳性球菌有效的药物,如青霉素、头孢菌素等。由于抗生素可被分泌至乳汁,故避免使用对婴儿有不良影响的抗菌药,如四环素、氨基苷类、磺胺类和甲硝唑。如治疗后病情无明显改善,则应重复穿刺以了解有无脓肿形成,或根据脓液的细菌培养和药敏试验结果选用抗生素。

(3)中止乳汁分泌:患者治疗期间一般不停止哺乳,因停止哺乳不仅影响婴儿的喂养,且提供了乳汁淤积的机会。但患侧乳房应停止哺乳,并以吸乳器或手法按摩排出乳汁,局部热敷。若感染严重或脓肿引流后并发乳瘘(切口常出现乳汁)需回乳,常用方法:①口服溴隐亭 1.25 mg,每天 2 次,服用 7~14 天;或口服己烯雌酚 1~2 mg,每天 3 次,2~3 天。②肌内注射苯甲酸雌二醇,每次 2 mg,每天 1 次,至乳汁分泌停止。③中药炒麦芽,每天 60 mg,分 2 次煎服或芒硝外敷。

2.手术治疗

脓肿形成后切开引流。于压痛、波动最明显处先穿刺抽吸取得脓液后,于该处切开放置引流,脓液做细菌培养及药物敏感试验。脓肿切开引流时注意:①切口一般呈放射状,避免损伤乳管引起乳瘘;乳晕部脓肿沿乳晕边缘做弧形切口;乳房深部较大脓肿或乳房后脓肿,沿乳房下缘做弧形切口,经乳房后间隙引流。②分离多房脓肿的房间隔以利引流。③为保证引流通畅,引流条应放在脓腔最低部位,必要时另加切口作对口引流。

二、护理评估

(一)一般评估

1.生命体征(T、P、R、BP)

评估是否有体温升高,脉搏加快。急性乳腺炎患者通常有发热,可有低热或高热;发热时呼吸、脉搏加快。

2.患者主诉

询问患者是否为初产妇,有无乳腺炎、乳房肿块、乳头异常溢液等病史;询问有无乳头内陷;评估有无不良哺乳习惯,如婴儿含乳睡觉、乳头未每天清洁等;询问有无乳房胀痛,浑身发热、无力、寒战等症状。

3.相关记录

体温、脉搏、皮肤异常等记录结果。

(二)身体评估

1.视诊

乳房皮肤有无红、肿、破溃、流脓等异常情况;乳房皮肤红肿的开始时间、位置、范围、进展情况。

2.触诊

评估乳房乳汁淤积的位置、范围、程度及进展情况;乳房有无肿块,乳房皮下有无波动感,脓肿是否形成,脓肿形成的位置、大小。

(三)心理- 社会评估

评估患者心理状况,是否担心婴儿喂养与发育、乳房功能及形态改变。

(四)辅助检查阳性结果评估

患者血常规检查示血白细胞计数及中性粒细胞比例升高提示有炎症的存在;根据 B 超检查的结果判断脓肿的大小及位置,诊断性穿刺后方可确诊脓肿形成;根据脓液的药物敏感试验选择抗生素。

(五)治疗效果的评估

1.非手术治疗评估要点

应用抗生素是否有效果,乳腺炎症是否得到控制,患者体温是否恢复正常;回乳措施是否起效,乳汁淤积情况有无改善,患者乳房肿胀疼痛有无减轻或加重;患者是否了解哺乳卫生和预防乳腺炎的知识,情绪是否稳定。

2.手术治疗评估要点

手术切开排脓是否彻底;伤口愈合情况是否良好。

三、主要护理诊断(问题)

(一)疼痛

与乳汁淤积、乳房急性炎症使乳房压力显著增加有关。

(二)体温过高

与乳腺急性化脓性感染有关。

(三)知识缺乏

与不了解乳房保健和正确哺乳知识有关。

(四)潜在并发症

乳瘘。

四、护理措施

(一)缓解疼痛

1.防止乳汁淤积

患乳暂停哺乳,定时用吸乳器吸净乳汁。

2.按摩、热敷

每天定时给予手法按摩、辅助热敷物理治疗,疏通阻塞的乳腺管,刺激乳窦,使乳汁流畅,淤积的硬块消散,预防乳腺脓肿发生。

3.托起乳房

用三角巾或宽松胸罩拖起患侧乳房,减轻疼痛和肿胀。

(二)控制体温和感染

1.控制感染

遵医嘱抽血培养和药物敏感试验,使用抗菌药物并观察疗效。

2.病情观察

定时测量体温、脉搏、呼吸,监测白细胞、中性粒细胞变化。

3.高热护理

发热期间予温水擦浴、冰袋降温等物理降温,必要时遵医嘱予药物降温;伴有畏寒、发抖等症状者,注意保暖;保持口腔和皮肤清洁。

(三)脓肿切开引流术后护理

保持引流通畅,观察引流液的量、性状、颜色及气味变化,及时更换敷料。

(四)用药护理

遵医嘱早期使用抗菌药,根据药物敏感试验选择合适的抗菌药,注意评估患者有无药物不良反应。

(五)饮食与运动

给予高蛋白、高维生素、低脂肪食物,保证足量水分摄入。注意休息,适当运动,劳逸结合。

(六)心理护理

观察了解患者心理状况,给予必要的疾病有关的知识宣教,抚慰其紧张急躁情绪。

(七)健康教育

1.保持乳头和乳晕清洁

每次哺乳前后清洁乳头,保持局部干燥清洁。

2.纠正乳头内陷

妊娠期每天挤捏、提拉乳头。

3.养成良好的哺乳习惯

定时哺乳,每次哺乳时让婴儿吸净乳汁,如有淤积及时用吸乳器或手法按摩排出乳汁;培养婴儿不含乳头睡眠的习惯;注意婴儿口腔卫生,及时治疗婴儿口腔炎症。

4.及时处理乳头破损

乳晕破损或皲裂时暂停哺乳,用吸乳器吸出乳汁哺乳婴儿;局部用温水清洁后涂以抗菌药软膏,待愈合后再行哺乳;症状严重时及时诊治。

五、护理评价

(1)患者的乳汁淤积情况有无改善,是否学会正确排出淤积乳汁的方法,是否坚持每天挤出已经淤积的乳汁,回乳措施是否产生效果,乳房胀痛有无逐渐减轻。

(2)患者乳房皮肤的红肿情况有无好转,乳房皮肤有无溃烂,乳房肿块有无消失或增大。

(3)患者应用抗生素后体温有无恢复正常,炎症有无消退,炎症有无进一步发展为脓肿。

(4)患者脓肿有无及时切开引流,伤口愈合情况是否良好。

(5)患者是否了解哺乳卫生和预防乳腺炎的知识,焦虑情绪是否改善。

第三节　胃十二指肠损伤

一、概述

由于有肋弓保护且活动度较大,柔韧性较好,壁厚,钝挫伤时胃很少受累,只有胃膨胀时偶有发生胃损伤。上腹或下胸部的穿透伤则常导致胃损伤,多伴有肝、脾、横膈及胰等损伤。胃镜检查及吞入锐利异物或吞入酸、碱等腐蚀性毒物也可引起穿孔,但很少见。十二指肠损伤是由于上中腹部受到间接暴力或锐器的直接刺伤而引起的,缺乏典型的腹膜炎症状和体征,术前诊断困难,漏诊率高,多伴有腹部脏器合并伤,病死率高,术后并发症多,肠瘘发生率高。

二、护理评估

(一)健康史

详细询问患者、现场目击者或陪同人员,以了解受伤的时间地点、环境,受伤的原因,外力的特点、大小和作用方向,坠跌高度;了解受伤前后饮食及排便情况,受伤时的体位,有无防御,伤后意识状态、症状、急救措施、运送方式,既往疾病及手术史。

(二)临床表现

(1)胃损伤若未波及胃壁全层,可无明显症状。若全层破裂,由于胃酸有很强的化学刺激性,可立即出现剧痛及腹膜刺激征。当破裂口接近贲门或食管时,可因空气进入纵隔而呈胸壁下气肿。较大的穿透性胃损伤时,可自腹壁流出食物残渣、胆汁和气体。

(2)十二指肠破裂后,因有胃液、胆汁及胰液进入腹腔,早期即可发生急性弥漫性腹膜炎,有剧烈的刀割样持续性腹痛伴恶心、呕吐,腹部检查可见有板状腹、腹膜刺激征症状。

(三)辅助检查

(1)疑有胃损伤者,应置胃管,若自胃内吸出血性液或血性物者可确诊。

(2)腹腔穿刺术和腹腔灌洗术:腹腔穿刺抽出不凝血液、胆汁,灌洗吸出10 mL以上肉眼可辨的血性液体,即为阳性结果。

(3)X线检查:腹部X线片可显示腹膜后组织积气、肾脏轮廓清晰、腰大肌阴影模糊不清等有助于腹膜后十二指肠损伤的诊断。

(4)CT检查:可显示少量的腹膜后积气和渗至肠外的造影剂。

(四)治疗原则

抗休克和及时、正确的手术处理是治疗的两大关键。

(五)心理、社会因素

胃十二指肠外伤性损伤多数在意外情况下发生,患者出现突发外伤后易出现紧张、痛苦、悲哀、恐惧等心理变化,担心手术成功及疾病预后。

三、护理问题

(一)疼痛

疼痛与胃肠破裂、腹腔内积液、腹膜刺激征有关。

(二)组织灌注量不足

这与大量失血、失液,严重创伤,有效循环血量减少有关。

(三)焦虑或恐惧

这种情绪与经历意外及担心预后有关。

(四)潜在并发症

出血、感染、肠瘘、低血容量性休克。

四、护理目标

(1)患者疼痛减轻。

(2)患者血容量得以维持,各器官血供正常、功能完整。

(3)患者焦虑或恐惧减轻或消失。

(4)护士密切观察病情变化,如发现异常,及时报告医师,并配合处理。

五、护理措施

(一)一般护理

1.预防低血容量性休克

吸氧、保暖、建立静脉通道,遵医嘱输入温热生理盐水或乳酸盐林格液,抽血查全血细胞计数、血型和交叉配血。

2.密切观察病情变化

每15~30分钟应评估患者情况。评估内容包括意识状态、生命体征、肠鸣音、尿量、氧饱和度、有无呕吐、肌紧张和反跳痛等。观察胃管内引流物颜色、性质及量,若引流出血性液体,提示有胃、十二指肠破裂的可能。

3.术前准备

胃、十二指肠破裂大多需要手术处理,故患者入院后,在抢救休克的同时,尽快完成术前准备工作,如备皮、备血、插胃管及留置尿管、做好抗生素皮试等,一旦需要,可立即实施手术。

(二)心理护理

评估患者对损伤的情绪反应,鼓励他们说出自己内心的感受,帮助建立积极有效的应对措施。向患者介绍有关病情、损伤程度、手术方式及疾病预后,鼓励患者,告诉患者良好的心态、积极的配合有利于疾病早日康复。

(三)术后护理

1.体位

患者意识清楚、病情平稳,给予半坐卧位,有利于引流及呼吸。

2.禁食、胃肠减压

观察胃管内引流液颜色、性质及量,若引流出血性液体,提示有胃、十二指肠再出血的可能。十二指肠创口缝合后,胃肠减压管置于十二指肠腔内,使胃液、肠液、胰液得到充分引流,一定要妥善固定,避免脱出。一旦脱出,要在医师的指导下重新置管。

3.严密监测生命体征

术后 15～30 分钟监测生命体征直至患者病情平稳。注意肾功能的改变,胃十二指肠损伤后,特别有出血性休克时,肾脏会受到一定的损害,尤其是严重腹部外伤伴有重度休克者,有发生急性肾功能障碍的危险,所以,术后应密切注意尿量,争取保持每小时尿量在 50 mL 以上。

4.补液和营养支持

根据医嘱,合理补充水、电解质和维生素,必要时输新鲜血、血浆,维持水、电解质、酸碱平衡。给予肠内、外营养支持,促进合成代谢,提高机体防御能力。继续应用有效抗生素,控制腹腔内感染。

5.术后并发症的观察和护理

(1)出血:如胃管内 24 小时内引流出新鲜血液＞200 mL,提示吻合口出血,要立即配合医师给予胃管内注入凝血酶粉、冰盐水洗胃等止血措施。

(2)肠瘘:患者术后持续低热或高热不退,腹腔引流管中引流出黄绿色或褐色渣样物,有恶臭或引流出大量气体,提示肠瘘发生,要配合医师进行腹腔双套管冲洗,并做好相应护理。

(四)健康教育

(1)讲解术后饮食注意事项,当患者胃肠功能恢复,一般 3～5 天后开始恢复饮食,由流质逐步恢复至半流质、普食,进食高蛋白、高能量、易消化饮食,增强抵抗力,促进愈合。

(2)行全胃切除或胃大部分切除术的患者,因胃肠吸收功能下降,要及时补充微量元素和维生素等营养素,预防贫血、腹泻等并发症。

(3)避免工作过于劳累,注意劳逸结合。讲明饮酒、抽烟对胃、十二指肠疾病的危害性。

(4)避免长期大量服用非甾体抗炎药,如布洛芬等,以免引起胃肠道黏膜损伤。

第四节　肝　脓　肿

一、细菌性肝脓肿患者的护理

当全身性细菌感染,特别是腹腔内感染时,细菌侵入肝脏,如果患者抵抗力弱,可发生细菌性肝脓肿。细菌可以从下列途径进入肝脏。①胆道:细菌沿着胆管上行,是引起细菌性肝脓肿的主要原因。包括胆石、胆囊炎、胆道蛔虫、其他原因所致胆管狭窄与阻塞等。②肝动脉:体内任何部位的化脓性病变,细菌可经肝动脉进入肝脏。如:败血症、化脓性骨髓炎、痈、疖等。③门静脉:已较少见,如坏疽性阑尾炎、细菌性痢疾等,细菌可经门静脉入肝。④肝开放性损伤:细菌可直接经伤口进入肝,引起感染而形成脓肿。细菌性肝脓肿的致病菌多为大肠埃希菌、金黄色葡萄球菌、厌氧链球菌等。肝脓肿可以是单个脓肿,也可以是多个小脓肿,数个小脓肿可以融合成为一个大脓肿。

(一)护理评估

1.健康史

注意询问有无胆道感染和胆道疾病、全身其他部位的化脓性感染特别是肠道的化脓性感染、肝脏外伤病史,是否有肝脓肿病史,是否进行过系统治疗。

2.身体状况

本病通常继发于某种感染性先驱疾病,起病急,主要症状为骤起寒战、高热、肝区疼痛和肝大。体温可高达 39～40 ℃,多表现为弛张热,伴有大汗、恶心、呕吐、食欲缺乏。肝区疼痛多为持续性钝痛或胀痛,有时可伴有右肩牵涉痛,右下胸及肝区叩击痛,增大的肝有压痛。肝前下缘比较表浅的脓肿,可有右上腹肌紧张和局部明显触痛。巨大的肝脓肿可使右季肋区呈饱满状态,甚至可见局限性隆起,局部皮肤可出现凹陷性水肿。严重时或并发胆道梗阻者,可出现黄疸。

3.心理-社会状况

细菌性肝脓肿起病急剧,症状重,如果治疗不彻底容易反复发作转为慢性,并且细菌性肝脓肿极易引起严重的全身性感染,导致感染性休克,患者产生焦虑。

4.辅助检查

(1)血液检查:化验检查白细胞计数及中性粒细胞增多,有时出现贫血。肝功能检查可出现不同程度的损害和低蛋白血症。

(2)X线胸腹部检查:右叶脓肿可见右膈肌升高,运动受限;肝影增大或局限性隆起;有时伴有反应性胸膜炎或胸腔积液。

(3)B超:在肝内可显示液平段,可明确其部位和大小,阳性诊断率在 96% 以上,为首选的检查方法。必要时可做 CT 检查。

(4)诊断性穿刺:抽出脓液即可证实本病。

(5)细菌培养:脓液细菌培养有助于明确致病菌,选择敏感的抗生素,并与阿米巴性肝脓肿相鉴别。

5.治疗要点

(1)全身支持疗法:给予充分营养,纠正水和电解质及酸碱平衡失调,必要时少量多次输血和血浆以纠正低蛋白血症,增强机体抵抗力。

(2)抗生素治疗:应使用大剂量抗生素。由于肝脓肿的致病菌以大肠埃希菌、金黄色葡萄球菌和厌氧性细菌最为常见,在未确定病原菌之前,可首选对此类细菌有效的抗生素,然后根据细菌培养和抗生素敏感试验结果选用有效的抗生素。

(3)经皮肝穿刺脓肿置管引流术:适用于单个较大的脓肿。在B超引导下进行穿刺。

(4)手术治疗:对于较大的单个脓肿,估计有穿破可能,或已经穿破胸腹腔;胆源性肝脓肿;位于肝左外叶脓肿,穿刺易污染腹腔;慢性肝脓肿,应施行经腹切开引流。病程长的慢性局限性厚壁脓肿,也可行肝叶切除或部分肝切除术。多发性小脓肿不宜行手术治疗,但对其中较大的脓肿,也可行切开引流。

(二)护理诊断及合作性问题

1.营养失调

低于机体需要量,与高代谢消耗或慢性消耗病程有关。

2.体温过高

其与感染有关。

3.急性疼痛

其与感染及脓肿内压力过高有关。

4.潜在并发症

急性腹膜炎、上消化道出血、感染性休克。

(三)护理目标

患者能维持适当营养,维持体温正常,疼痛减轻,无急性腹膜炎休克等并发症发生。

(四)护理措施

1.术前护理

(1)病情观察,配合抢救中毒性休克。

(2)高热护理:保持病室空气新鲜、通风、温湿度合适,物理降温。衣着适量,及时更换汗湿衣。

(3)维持适当营养:对于非手术治疗和术前的患者,给予高蛋白、高热量饮食,纠正水、电解质平衡失调和低蛋白血症。

(4)遵医嘱正确应用抗生素。

2.术后护理

(1)经皮肝穿刺脓肿置管引流术术后护理:术前做术区皮肤准备,协助医师进行穿刺部位的准确定位。术后向医师询问术中情况及术后有无特殊观察和护理要求。患者返回病房后,观察引流管固定是否牢固,引流液性状,引流管道是否密闭。术后第二天或数天开始进行脓腔冲洗,冲洗液选用等渗盐水(或遵医嘱加用抗生素)。冲洗时速度缓慢,压力不宜过高,估算注入液与引出液的量。每次冲洗结束后,可遵医嘱向脓腔内注入抗生素。待到引流出或冲洗出的液体变清澈,B超检查脓腔直径<2 cm即可拔管。

(2)切开引流术术后护理:切开引流术术后护理遵循腹部手术术后护理的一般要求。除此之外,每天用生理盐水冲洗脓腔,记录引流液量,<10 mL或脓腔容积<15 mL,即考虑拔除引流管,改凡士林纱布引流,致脓腔闭合。

3.健康指导

为了预防肝脓肿疾病的发生,应教育人们积极预防和治疗胆道疾病,及时处理身体其他部位的化脓性感染。告知患者应用抗生素和放置引流管的目的和注意事项,取得患者的信任和配合。术后患者应加强营养和提高抵抗力,定期复查。

(五)护理评价

患者是否能维持适当营养,体温是否正常,疼痛是否减轻,有无急性腹膜炎、上消化道出血、感染性休克等并发症发生。

二、阿米巴性肝脓肿患者的护理

阿米巴性肝脓肿是阿米巴肠病的并发症,阿米巴原虫从结肠溃疡处经门静脉血液或淋巴管侵入肝内并发脓肿,常见于肝右叶顶部,多数为单发性。原虫产生溶组织酶,导致肝细胞坏死、液化组织和血液、渗液组成脓肿。

(一)护理评估

1.健康史

注意询问有无阿米巴痢疾病史。

2.身体状况

阿米巴性肝脓肿有着跟细菌性肝脓肿相似的表现,两者的区别详见表4-1。

表 4-1 细菌性肝脓肿与阿米巴性肝脓肿的鉴别

鉴别要点	细菌性肝脓肿	阿米巴性肝脓肿
病史	继发于胆道感染或其他化脓性疾病	继发于阿米巴痢疾后
症状	病情急骤严重,全身中毒症状明显,有寒战、高热	起病较缓慢,病程较长,可有高热,或不规则发热、盗汗
血液化验	白细胞计数及中性粒细胞可明显增加。血液细菌培养可阳性	白细胞计数可增加,如无继发细菌感染液细菌培养阴性。血清学阿米巴抗体检查阳性
粪便检查	无特殊表现	部分患者可找到阿米巴滋养体或结肠溃面(乙状结肠镜检)黏液或刮取涂片可找阿米巴滋养体或包囊
脓液	多为黄白色脓液,涂片和培养可发现细菌	大多为棕褐色脓液,无臭味,镜检有时可到阿米巴滋养体。若无混合感染,涂片和培养无细菌
诊断性治疗	抗阿米巴药物治疗无效	抗阿米巴药物治疗有好转
脓肿	较小,常为多发性	较大,多为单发,多见于肝右叶

3.心理-社会状况

由于病程长,忍受较重的痛苦,担忧预后或经济拮据等原因,患者常有焦虑、悲伤或恐惧反应。

4.辅助检查

基本同细菌性肝脓肿。

5.治疗要点

阿米巴性肝脓肿以非手术治疗为主。应用抗阿米巴药物,加强支持疗法纠正低蛋白、贫血等,无效者穿刺置管闭式引流或手术切开引流,多可获得良好的疗效。

(二)护理诊断及合作性问题

(1)营养失调:低于机体需要量,与高代谢消耗或慢性消耗病程有关。

(2)急性疼痛:与脓肿内压力过高有关。

(3)潜在并发症:合并细菌感染。

(三)护理措施

1.非手术疗法和术前护理

(1)加强支持疗法:给予高蛋白、高热量和高维生素饮食,必要时少量多次输新鲜血、补充丙种球蛋白,增强抵抗力。

(2)正确使用抗阿米巴药物,注意观察药物的不良反应。

2.术后护理

除继续做好非手术疗法护理外,重点做好引流的护理。宜用无菌水封瓶闭式引流,每天更换消毒瓶,接口处保持无菌,防止继发细菌感染。如继发细菌感染需使用抗生素。

第五节　胆　道　感　染

胆道感染是指胆囊和(或)胆囊壁受到细菌的侵袭而发生炎症反应,胆汁中有细菌生长。胆道感染与胆石症互为因果关系。胆石症可引起胆道梗阻,梗阻可造成胆汁淤滞、细菌繁殖而致胆道感染;胆道反复感染又是胆石形成的致病因素和促发因素。胆道感染为常见疾病,按发病部位可分为胆囊炎和胆管炎。

一、胆囊炎

(一)疾病概述

1.概念

胆囊炎是指发生在胆囊的细菌性和(或)化学性炎症。根据发病的缓急和病程的长短分为急性胆囊炎、慢性胆囊炎和慢性胆囊炎急性发作3类。约95%的急性胆囊炎患者合并胆囊结石,称为急性胆石性胆囊炎;未合并胆囊结石者,称为急性非结石性胆囊炎。胆囊炎的发病率很高,仅次于阑尾炎。年龄多见于35岁以后,以40~60岁为高峰。女性发病率约为男性的4倍,肥胖者多于其他体型者。

2.病因

(1)急性胆囊炎:是外科常见急腹症,其发病率居于炎性急腹症的第二位,仅次于急性阑尾炎,女性居多。急性胆囊炎的病因复杂,胆囊结石和细菌感染是引发急性胆囊炎的两大重要因素,主要包括以下几点。①胆道阻塞:由于结石阻塞或嵌顿于胆囊管或胆囊颈,导致胆汁排出受阻,胆汁潴留,其中水分吸收而胆汁浓缩,胆汁中的胆汁酸刺激胆囊黏膜而引起水肿、炎症,甚至坏死。90%~95%的急性胆囊炎与胆石有关,在少数情况下,胰液从胰管和胆总管共同的腔道中反流,也可进入胆囊产生化学性刺激。结石亦可直接损伤受压部位的胆囊黏膜引起炎症。此外,胆囊颈或胆囊管腔的狭窄,或受到管外肿块的压迫也可以导致阻塞。胆管和胆囊颈结石嵌塞是引起急性胆囊炎重要的诱因。②细菌入侵:急性胆囊炎时胆囊胆汁的细菌培养阳性率可高达80%～90%,包括需氧菌与厌氧菌感染,其中大肠埃希菌最为常见。细菌多来源于胃肠道,致病菌通过胆道逆行、直接蔓延或经血液循环和淋巴途径入侵胆囊。结石压迫局部囊壁的静脉,使静脉回流受阻而淤血、出血,以至坏死而引起炎症。③化学性刺激:胆汁酸、逆流的胰液和溶血卵磷脂,对细胞膜有毒性作用和损伤作用。④病毒感染:乙肝病毒可以侵犯许多组织和器官,可以在胆管上皮中复制,对胆道系统有直接的侵害作用。⑤胆囊的血流灌注量不足:如休克和动脉硬化等,可引起胆囊黏膜的局灶性坏死。⑥其他:严重创伤、烧伤后、严重过敏、长期禁食或与胆囊无关的大手术等导致的内脏神经功能紊乱时发生急性胆囊炎。

(2)慢性胆囊炎:大多继发于急性胆囊炎,是急性胆囊炎反复发作的结果。有较多的病例直接由化学刺激引起。胆囊结石或有阻塞常伴有慢性胆囊炎,这些原因不去除,浓缩胆汁长期刺激可造成慢性炎症。结石和慢性胆囊炎的关系尤为密切,约95%的慢性胆囊炎有胆石存在和反复急性发作的病史。

3.病理生理

(1)急性胆囊炎。①急性结石性胆囊炎:当结石致胆囊管梗阻时,胆汁淤积,胆囊内压力升高,胆囊肿大、黏膜充血、水肿,渗出增多;镜下可见血管扩张和炎性细胞浸润,称为急性单纯性胆囊炎。若梗阻未解除或炎症未控制,病情继续发展,病变可累及胆囊壁的全层,胆囊壁充血、水肿加重,出现瘀斑或脓苔,部分黏膜坏死脱落,甚至浆膜液有纤维素和脓性渗出物;镜下可见组织中有广泛的中性粒细胞浸润,黏膜上皮脱落,即为急性化脓性胆囊炎;还可引起胆囊积脓。若梗阻仍未解除,胆囊内压力继续升高,胆囊壁张力增高,导致血液循环障碍时,胆囊组织除上述炎性改变外,整个胆囊呈片状缺血坏死;镜下见胆囊黏膜结构消失,血管内外充满红细胞,即为急性坏疽性胆囊炎。若胆囊炎症继续加重,积脓增多,胆囊内压力增高,在胆囊壁的缺血、坏死或溃疡处极易造成穿孔,会引起胆汁性腹膜炎,穿孔部位常在颈部和底部,如胆囊坏疽穿孔发生过程较慢,周围粘连包裹,则形成胆囊周围脓肿。②急性非结石性胆囊炎:病理过程与急性结石性胆囊炎基本相同,但急性非结石性胆囊炎更容易发生胆囊坏疽和穿孔,约75%的患者发生胆囊坏疽,15%的患者出现胆囊穿孔。

(2)慢性胆囊炎:是胆囊炎症和结石的反复刺激,胆囊壁炎性细胞浸润和纤维组织增生,胆囊壁增厚,可与周围组织粘连,甚至出现胆囊萎缩,失去收缩和浓缩胆汁的功能。可分为慢性结石性胆囊炎和慢性非结石性胆囊炎两大类,前者占本病的 70％～80％,后者占 20％～30％。

4.临床表现

(1)急性胆囊炎的临床表现有以下几点。

症状。①腹痛:多数患者有上腹部疼痛史,表现为右上腹阵发性绞痛,常在饱餐、进食油腻食物后或夜间发作,疼痛可放射至右肩及右肩胛下。②消化道症状:患者腹痛发作时常伴恶心、呕吐、厌食等消化道症状。③发热或中毒症状:根据胆囊炎症反应程度的不同,患者可出现不同程度的体温升高和脉搏加速。

体征。①腹部压痛:早期可有右上腹压痛或叩痛。胆囊化脓坏疽时可扪及肿大的胆囊,可有不同程度和不同范围的右上腹压痛,或右季肋部叩痛,墨菲(Murphy)征常为阳性,伴有不同程度的肌紧张,如胆囊张力大时更加明显。腹式呼吸可因疼痛而减弱,常显吸气性抑制。②黄疸:10％～25％的患者可出现轻度黄疸,多见于胆囊炎症反复发作合并 Mirizzi 综合征的患者。

(2)慢性胆囊炎:临床症状常不典型,主要表现为上腹部饱胀不适、厌食油腻和嗳气等消化不良的症状以及右上腹和肩背部隐痛。多数患者曾有典型的胆绞痛病史。体检可发现右上腹胆囊区压痛或不适感,Murphy 征可呈弱阳性,如胆囊肿大,右上腹肋下可及光滑圆性肿块。在并发胆道急性感染时可有寒战、发热等。

5.辅助检查

(1)急性胆囊炎。①实验室检查:血常规检查可见血白细胞计数和中性粒细胞比例升高;部分患者可有血清胆红素、转氨酶、碱性磷酸酶和淀粉酶升高。②影像学检查:B 超检查可显示胆囊肿大,胆囊壁增厚,大部分患者可见胆囊内有结石光团。^{99m}Tc-EHIDA 检查,急性胆囊炎时胆囊常不显影,但不作为常规检查。

(2)慢性胆囊炎:B 超检查是慢性胆囊炎首选的辅助检查方法,可显示胆囊增大,胆囊壁增厚,胆囊腔缩小或萎缩,排空功能减退或消失,并可探知有无结石。此外,CT、MRI、口服胆囊造影、腹部 X 线平片等也是重要的检查手段。

6.主要处理原则

主要为手术治疗,手术时机和手术方式取决于患者的病情。

(1)非手术治疗,如下所述。

适应证:诊断明确、病情较轻的急性胆囊炎患者;老年人或伴有严重心血管疾病不能耐受手术的患者。在非手术治疗的基础上积极治疗各种并发症,待患者一般情况好转后再考虑择期手术治疗。作为手术前准备的一部分。

常用的非手术治疗措施:主要包括禁饮食(和)或胃肠减压、纠正水、电解质和酸碱平衡紊乱、控制感染、使用消炎利胆及解痉止痛药物、全身支持、对症处理,还可以使用中药、针刺疗法等。在非手术治疗期间,若病情加重或出现胆囊坏疽、穿孔等并发症应及时进行手术治疗。

(2)手术治疗,如下所述。

急诊手术适应证:①发病在48～72小时以内者。②经非手术治疗无效且病情加重者。③合并胆囊穿孔、弥漫性腹膜炎、急性梗阻性化脓性胆管炎、急性坏死性胰腺炎等严重并发症者。④其余患者可根据具体情况择期手术。

手术方式。①胆囊切除术:根据病情选择开腹或腹腔镜行胆囊切除术。手术过程中遇到下列情况应同时做胆总管切开探查＋T管引流术。患者有黄疸史;胆总管内扪及结石或术前B超提示肝总管、胆总管结石;胆总管扩张,直径>1 cm者;胆总管内抽出脓性胆汁或有胆色素沉淀者;患者合并有慢性复发性胰腺炎者。②胆囊造口术:目的是减压和引流胆汁。主要用于年老体弱,合并严重心、肺、肾等内脏器官功能障碍不能耐受手术的患者,或局部炎症水肿、粘连严重导致局部解剖不清者。待病情稳定、局部炎症消退后再根据患者情况决定是否行择期手术治疗。

(二)护理评估

1.术前评估

(1)健康史及相关因素。①一般情况:患者的年龄、性别、职业、居住地及饮食习惯等。②发病的病因和诱因:腹痛的病因和诱因,腹痛发生的时间,是否与饱餐、进食油腻食物及夜间睡眠改变体位有关。③腹痛的性质:是否为突发性腹痛,疼痛的性质是绞痛、隐痛、阵发性或持续性疼痛,有无放射至右肩背部或右肩胛下等。④既往史:有无胆石症、胆囊炎、胆道蛔虫病史;有无胆道手术史;有无消化性溃疡及类似疼痛发作史;有无用药史、过敏史及腹部手术史。

(2)身体评估。①全身:患者有无寒战、发热、恶心、呕吐;有无面色苍白等贫血现象;有无黏膜和皮肤黄染等;有无体重减轻;有无意识及神经系统的其他改变等。②局部:腹痛的部位是位于右上腹还是剑突下,有无全腹疼痛;有无压痛、肌紧张及反跳痛;能否触及胆囊及胆囊肿大的程度,Murphy征是否阳性等。③辅助检查:血常规检查中白细胞计数及中性粒细胞比例是否升高;血清胆红素、转氨酶、碱性磷酸酶及淀粉酶有无升高;B超是否观察到胆囊增大或结石影;^{99m}Tc-EHIDA检查胆囊是否显影;心、肺、肾等器官功能有无异常。

(3)心理-社会评估:了解患者及其家属在疾病治疗过程中的心理反应与需求,家庭及社会支持情况,心理承受程度及对治疗的期望等,引导患者正确配合疾病的治疗与护理。

2.术后评估

(1)手术中情况:了解手术的方式和手术范围,如是胆囊切除还是胆囊造口术,是开腹还是腹腔镜;术中有无行胆总管探查,术中出血量及输血、补液情况;有无留置引流管及其位置和目的。

(2)术后病情:术后生命体征及手术切口愈合情况;T管及其他引流管引流情况,包括引流液的量、颜色、性质等;对老年患者尤其要评估其呼吸及循环功能等状况。

(3)心理-社会评估:患者及其家属对术后和术后康复的认知和期望。

(三)主要护理诊断(问题)

(1)疼痛:与胆囊结石突然嵌顿、胆汁排空受阻致胆囊强烈收缩或继发胆囊感染、术后伤口疼痛有关。

(2)有体液不足的危险:与恶心、呕吐、不能进食和手术前后需要禁食有关。

(3)潜在并发症:胆囊穿孔、感染等。

(四)护理措施

1.减轻或控制疼痛

根据疼痛的程度,采取非药物或药物方法止痛。

(1)卧床休息:协助患者采取舒适体位,指导其有节律的深呼吸,达到放松和减轻疼痛的效果。

(2)合理饮食:病情较轻且决定采取非手术治疗的急性胆囊炎患者,指导其清淡饮食,忌食油腻食物;病情严重需急诊手术的患者予以禁食和胃肠减压,以减轻腹胀和腹痛。

(3)药物止痛:对诊断明确的剧烈疼痛者,可遵医嘱通过口服、注射等方式给予消炎利胆、解痉或止痛药,以缓解疼痛。

(4)控制感染:遵医嘱及时合理应用抗生素。通过控制胆囊炎症,减轻胆囊肿胀和胆囊压力达到减轻疼痛的效果。

2.维持体液平衡

对于禁食患者,根据医嘱经静脉补充足够的热量、氨基酸、维生素、水、电解质等,以维持水、电解质及酸碱平衡。对能进食、进食量不足者,指导和鼓励其进食高蛋白、高碳水化合物、高维生素和低脂饮食,以保持良好的营养状态。

3.并发症的预防和护理

(1)加强观察:严密观察患者的生命体征变化,了解腹痛的程度、性质、发作的时间、诱因及缓解的相关因素和腹部体征的变化。若腹痛进行性加重,且范围扩大,出现压痛、反跳痛、肌紧张等,同时伴有寒战、高热的症状,提示胆囊穿孔或病情加重。

(2)减轻胆囊内压力:遵医嘱应用敏感抗菌药,以有效控制感染,减轻炎性渗出,达到减少胆囊内压力、预防胆囊穿孔的目的。

(3)及时处理胆囊穿孔:一旦发生胆囊穿孔,应及时报告医师,并配合做好紧急手术的准备。

(五)护理评价

(1)患者腹痛得到缓解,能叙述自我缓解疼痛的方法。

(2)患者在禁食期间得到相应的体液补充。

(3)患者没有发生胆囊穿孔或能及时发现和处理已发生的胆囊穿孔。

(4)疾病愈合良好,无并发症发生。

(5)患者对疾病的心理压力得到及时的调适与干预。依从性较好,并对疾病的治疗和预防有一定的了解。

二、急性梗阻性化脓性胆管炎

(一)疾病概述

1.概念

急性梗阻性化脓性胆管炎又称急性重症胆管炎,是在胆道梗阻基础上并发的急性化脓性细菌感染,急性胆管炎和急性梗阻性化脓性胆管炎是同一疾病的不同发展阶段。

2.病因

(1)胆道梗阻:最常见的原因为胆道结石性梗阻。此外,胆道蛔虫、胆管狭窄、吻合口狭窄、胆管及壶腹部肿瘤等亦可引起胆道梗阻而导致急性化脓性炎症。胆道发生梗阻时,胆盐不能进入肠道,易造成细菌移位。

(2)细菌感染:胆道内细菌多来源于胃肠道,其感染途径可经十二指肠逆行进入胆道,或小肠炎症时,细菌经门静脉系统入肝到达胆道引起感染。可以是单一菌种感染,也可是两种以上的菌种感染。以大肠埃希菌、变形杆菌、克雷伯杆菌、铜绿假单胞菌等革兰氏阴性杆菌多见。近年来,厌氧菌及革兰氏阳性球菌在胆道感染中的比例有增高的趋势。

3.病理生理

急性梗阻性化脓性胆管炎的基本病理改变是胆管梗阻、肝实质及胆道系统胆汁淤滞和胆管内化脓性感染。胆管梗阻及随之而来的胆道感染造成梗阻以上胆管扩张、胆管壁黏膜肿胀，使梗阻进一步加重并趋向完全性；胆管内压力升高，胆管壁充血、水肿、炎性细胞浸润及溃疡形成，管腔内逐渐充满脓性胆汁或脓液，使胆管内压力继续升高，当胆管内压力超过4.0 kPa(40 cmH$_2$O)时，肝细胞停止分泌胆汁，胆管内脓性胆汁及细菌逆流，引起肝内胆管及肝细胞化脓性感染；若感染进一步加重，可使肝细胞发生大片坏死；胆小管破溃后形成胆小管与肝动脉或门静脉瘘，可在肝内形成多发性脓肿及胆道出血；大量细菌和毒素还可经肝静脉进入人体循环引起全身化脓性感染和多器官功能损害，甚至引起全身脓毒血症或感染性休克，严重者可导致多器官功能障碍综合征(multiple organ dysfunction syndrome,MODS)或多器官功能衰竭。

4.临床表现

多数患者有胆道疾病史，部分患者有胆道手术史。本病发病急骤，病情进展迅速，除了具有急性胆管炎的 Charcot 三联症(腹痛、寒战高热、黄疸)外，还有休克及中枢神经系统受抑制的表现，即 Reynolds 五联征。

(1)症状。①腹痛：患者常表现为突发的剑突下或右上腹持续性疼痛，可阵发性加重，并向右肩胛下及腰背部放射。腹痛及其程度可因梗阻的部位不同而有差异。肝内梗阻者疼痛较轻，肝外梗阻时症状明显。②寒战、高热：体温持续升高达 39～40 ℃或更高，呈弛张热热型。③胃肠道症状：多数患者伴恶心、呕吐，黄疸。

(2)体征。①腹部压痛或腹膜刺激征：剑突下或右上腹部可有不同程度和不同范围的压痛或腹膜刺激征，可有肝大及肝区叩痛，可扪及肿大的胆囊。②黄疸：多数患者可出现不同程度的黄疸，若仅为一侧胆管梗阻可不出现黄疸。③神志改变：主要表现为神志淡漠、烦躁、谵妄或嗜睡、神志不清，甚至昏迷，病情严重者可在短期内出现感染性休克表现。④休克表现：呼吸急促、出冷汗、脉搏细速，可达 120 次/分钟以上，血压在短时间内迅速下降，可出现全身发绀或皮下瘀斑。

5.辅助检查

(1)实验室检查：血常规检查可见白细胞计数升高，可超过 20×10^9/L；中性粒细胞比例明显升高；细胞质内可出现中毒颗粒；凝血酶原时间延长；血生化检查可见肝功能损害、电解质紊乱和尿素氮增高等；血气分析检查可提示血氧分压降低和代谢性酸中毒的表现。尿常规检查可发现蛋白及颗粒管型。寒战时做血培养,多有细菌生长。

(2)影像学检查:B超是主要的辅助检查方法。B超检查可显示肝和胆囊肿大,胆囊壁增厚。肝、内外胆管扩张及胆管内结石光团伴声影。必要时可行 CT、ERCP、MRCP、PTC 等检查,以了解梗阻部位、程度、结石大小和数量等。

6.主要处理原则

紧急手术解除胆道梗阻并引流,尽早而有效降低胆管内压力,积极控制感染和抢救患者生命。

(1)非手术治疗:既是治疗手段又是手术前准备。在严密观察下进行,若非手术治疗期间症状不能缓解或病情进一步加重,则应紧急手术治疗。主要措施包括:①禁食、持续胃肠减压及解痉止痛。②抗休克治疗:建立通畅的静脉输液通道,加快补液扩容,恢复有效循环血量;及时应用肾上腺皮质激素,必要时使用血管活性药物;纠正水、电解质酸碱平衡紊乱。③抗感染治疗:联合应用足量、有效、广谱、并对肝、肾毒性小的抗菌药物。④其他:包括吸氧、降温、支持治疗等,以保护重要内脏器官功能。⑤引流:非手术方法进行胆管减压引流,如 PTCD、经内镜鼻胆管引流术(endoscopic nasobiliary drainage,ENAD)等。

(2)手术治疗:主要目的是解除梗阻、胆道减压,挽救患者生命。手术力求简单而有效。多采用胆总管切开减压加 T 管引流术。术中注意肝内胆管是否引流通畅,以防形成多发性肝脓肿。若病情无改善,应及时手术治疗。

(二)护理评估

1.术前评估

(1)健康史及相关因素。①发病情况:是否为突然发病,有无表现为起病急、症状重、进展快的特点。②发病的病因和诱因:此次发病与饮食、活动的关系,有无肝内、外胆管结石或胆囊炎反复发作史,有无类似疼痛史等。③病情及其程度:是否表现为急性病容,有无神经精神症状,是否为短期内即出现感染性休克的表现。④既往史:有无胆道手术史;有无用药史、过敏史及腹部手术史。

(2)身体状况。①全身:生命体征(T、P、R、BP):患者是否在发病初期即出现畏寒发热,体温持续升高至39~40 ℃或更高;有无伴呼吸急促、出冷汗、脉搏细速及血压在短时间内迅速下降等;患者有无巩膜及皮肤黄染及黄染的程度;有无神志改变的表现,如神志淡漠、谵妄或嗜睡、神志不清甚至昏迷等;有无感染、中毒的表现,如全身皮肤湿冷、发绀和皮下瘀斑等。②局部:腹痛的部位、性质、程度及有无放射痛等;肝区有无压痛、叩击痛;腹膜刺激征是否为阳性;腹部有无不对称性肿大等。③辅助检查：血常规检查白细胞计数升高及中性粒细胞比例是否明显升高；细胞质内是否出现中毒颗粒；尿常规检查有无异常；凝血酶原时间有无延长；血生化检查是否提示肝功能损害、电解质紊乱、代谢性酸中毒及尿素氮增高等；血气分析检查是否提示血氧分压降低。B超及其他影像学检查是否提示肝和胆囊肿大，肝、内外胆管扩张和结石。心、肺、肾等器官功能有无异常。

(3)心理和社会支持状况：了解患者和家属对疾病的认知、家庭经济状况、心理承受程度及对治疗的期望。

2.术后评估

(1)手术中情况：了解术中胆总管探查及解除梗阻、胆道减压、胆汁引流情况；术中患者生命体征是否平稳；肝内、外胆管结石清除及引流情况；有无多发性肝脓肿及处理情况；各种引流管放置位置和目的等。

(2)术后病情：术后生命体征及手术切口愈合情况；T管及其他引流管引流情况等。

(3)心理-社会评估：患者及其家属对术后康复的认知和期望程度。

(三)主要护理诊断(问题)

(1)疼痛：与胆道梗阻、胆管扩张及手术后伤口疼痛有关。

(2)体液不足：与呕吐、禁食、胃肠减压及感染性休克有关。

(3)体温过高：与胆道梗阻并继发感染有关。

(4)低效性呼吸困难：与感染中毒有关。

(5)潜在并发症：胆道出血、胆瘘、多器官功能障碍或衰竭。

(四)护理措施

1.减轻或控制疼痛

根据疼痛的程度，采取非药物或药物方法止痛。

(1)卧床休息：协助患者采取舒适体位，指导其有节律的深呼吸，达到放松和减轻疼痛的效果。

(2)合理饮食：病情较轻且决定采取非手术治疗的急性胆囊炎患者，指导其清淡饮食，忌食油腻食物；病情严重需急诊手术的患者予以禁食和胃肠减压，以减轻腹胀和腹痛。

(3)解痉镇痛：对诊断明确的剧烈疼痛者，可遵医嘱通过口服、注射等方式给予消炎利胆、解痉或止痛药，以缓解疼痛。

(4)控制感染:遵医嘱及时合理应用抗生素。通过控制胆囊炎症,减轻胆囊肿胀和胆囊压力达到减轻疼痛的效果。

2.维持体液平衡

(1)加强观察:严密观察患者的生命体征和循环功能,如脉搏、血压、CVP 和每小时尿量等,及时准确记录出入水量,为补液提供可靠依据。

(2)补液扩容:对于休克患者应迅速建立静脉输液通路,补液扩容,尽快恢复血容量。遵医嘱及时给予肾上腺皮质激素,必要时应用血管活性药物,以改善和保证组织器官的血流灌注及供氧。

(3)纠正水、电解质、酸碱平衡紊乱:根据病情、CVP、胃肠减压及每小时尿量等情况,确定补液的种类和输液量,合理安排输液的顺序和速度,维持水、电解质及酸碱平衡。

3.降低体温

(1)物理降温:温水擦浴、冰敷等物理方法。

(2)药物降温:在物理降温的基础上,根据病情遵医嘱通过口服、注射或其他途径给予药物降温。

(3)控制感染:遵医嘱联合应用足量有效的广谱抗生素,以有效控制感染,使体温恢复正常。

4.维持有效呼吸

(1)加强观察:密切观察患者的呼吸频率、节律和深浅度;动态监测血氧饱和度的变化,定期进行动脉血气分析检查,以了解患者的呼吸功能状况。若患者呼吸急促、血氧饱和度下降、氧分压降低,提示患者呼吸功能受损。

(2)采取合适体位:协助患者卧床休息,减少耗氧量。非休克患者取半卧位,使腹肌放松、膈肌下降,有助于改善呼吸和减轻疼痛。半卧位还可促使腹腔内炎性渗出物局限于盆腔,减轻中毒症状。休克患者应取头低足高位。

(3)禁食和胃肠减压:禁食可减少消化液的分泌,减轻腹部胀痛。通过胃肠减压,可吸出胃内容物,减少胃内积气和积液,从而达到减轻腹胀、避免膈肌抬高和改善呼吸功能的效果。

(4)解痉镇痛:对诊断明确的剧烈疼痛患者,可遵医嘱给予消炎利胆、解痉或止痛药,以缓解疼痛,利于平稳呼吸,尤其是腹式呼吸。

(5)吸入氧气:根据患者呼吸的频率、节律、深浅度及血气分析情况选择给氧的方式和确定氧气流量和浓度,如可通过鼻导管、面罩、呼吸机辅助等方法给氧,以维持患者正常的血氧饱和度及动脉血氧分压,改善缺氧症状,保证组织器官的氧气供给。

5.营养支持

(1)术前:不能进食或禁食及胃肠减压的患者,可从静脉补充能量、氨基酸、维生素、水、电解质等,以维持和改善营养状况。对凝血机制障碍的患者,遵医嘱给予维生素 K_1 肌内注射。

(2)术后:在患者恢复进食前或进食量不足时,仍需从胃肠外途径补充营养素;当患者恢复进食后,应鼓励患者从清流饮食逐步转为进食高蛋白、高碳水化合物、高维生素和低脂饮食。

6.并发症的预防和护理

(1)加强观察:包括神志、生命体征、每小时尿量、腹部体征及引流液的量、颜色、性质,同时注意血常规、电解质、血气分析和心电图等检查结果的变化。若 T 管引流液呈血性,伴腹痛、发热等症状,应考虑胆道出血;若腹腔引流液呈黄绿色胆汁样,应警惕胆瘘的可能;若患者出现神志淡漠、黄疸加深、每小时尿量减少或无尿、肝、肾功能异常、血氧分压降低或代谢性酸中毒以及凝血酶原时间延长等,提示多器官功能障碍或衰竭,应及时报告医师,并协助处理。

(2)加强腹壁切口、引流管和 T 管护理。

(3)加强支持治疗:患者发生胆瘘时,在观察并准确记录引流液的量、颜色的基础上,遵医嘱补充水、电解质及维生素,以维持水、电解质平衡;鼓励患者进食高蛋白、高碳水化合物、高维生素和低脂易消化饮食,防止因胆汁丢失影响消化吸收而造成营养障碍。

(4)维护器官功能:一旦出现多器官功能障碍或衰竭的征象,应立即与医师联系,并配合医师采取相应的急救措施。

(五)护理评价

(1)患者及时得到补液,体液代谢维持平衡。

(2)患者感染得到有效控制,体温恢复正常。

(3)患者能维持有效呼吸,没有发生低氧血症或发生后得到及时发现和纠正。

(4)患者的营养状况得到改善或维持。

(5)患者没有发生胆道出血、胆瘘及多器官功能障碍或衰竭等并发症,或发生后得到及时发现和处理。

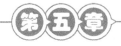

手术室护理

第一节　普外科手术的护理

普外科是外科领域中历史最长、发展较全面的学科。该学科内容广泛,是外科其他各专业学科的基础;其范围较大,除了各个专业学科,如颅脑外科、骨科、整形外科,泌尿外科等之外,其余未能包括在专科范围内的内容均属于普外科的范畴。普外科手术以腹部外科为基础,还包括了甲状腺疾病、乳腺疾病,周围血管疾病等。在实际工作中,普外科又可分出一些学科,如胃肠外科、肛肠外科、肝胆外科、胰腺外科、周围血管外科等。下面以几个经典的普通外科手术为例,介绍手术的护理配合。

一、急性肠梗阻手术的护理配合

小肠分为十二指肠、空肠和回肠三部分,十二指肠起自胃幽门,与空肠交接处为十二指肠悬韧带(Treitz 韧带)所固定。回肠末端连接盲肠,并具回盲瓣。空肠和回肠全部位于腹腔内,仅通过小肠系膜附着于腹后壁。肠梗阻是指肠内容物不能正常运行、顺利通过肠道,是外科常见急腹症之一常为物理性或功能性阻塞,发病部位主要为小肠。小肠梗阻是指小肠肠腔发生机械性阻塞或小肠正常生理位置发生不可逆变化,如肠套叠、肠嵌闭和肠扭转等。绝大多数机械性肠梗阻需作外科手术治疗,缺血性肠梗阻和绞窄性肠梗阻更需及时急诊手术处理。

(一)主要手术步骤及护理配合

1.手术前准备

手术患者取仰卧位,行全身麻醉。切口周围皮肤消毒范围为:上至剑突、下至大腿上 1/3,两侧至腋中线。按照腹部正中切口手术铺巾法建立无菌区域。

2.主要手术步骤

(1)经腹正中切口开腹:22 毕翠凤大圆刀切开皮肤,电刀切开皮下组织、腹白线、腹膜,探查腹腔。

(2)分离:切开相应肠系膜,分离、切断肠系膜血管,传递血管钳 2 把钳夹血管,解剖剪剪断,慕丝线结扎或缝扎。

(3)分别切断肠管近远端:传递肠钳钳夹肠管,15 号小圆刀于两肠钳间切断,移除标本,传递碘伏棉球擦拭残端(图 5-1)。

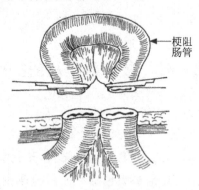

梗阻肠管

图 5-1　切断肠管

(4)关闭腹腔:传递温生理盐水冲洗腹腔;放置引流管,三角针慕丝线固定;传递可吸收缝线或圆针慕丝线关腹。

(5)行肠肠吻合:对拢肠两断端,传递圆针慕丝线连续缝合或传递管型吻合器吻合(图 5-2)。

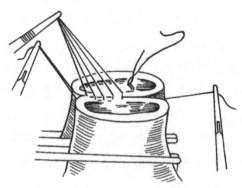

图 5-2　肠肠吻合

(6)关闭肠系膜裂隙:传递圆针慕丝线或可吸收缝线间断缝合(图 5-3)。

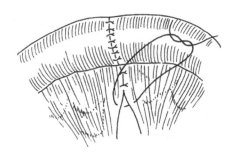

图 5-3　关闭肠系膜裂隙

(二)围术期特殊情况及处理

1.急诊手术,病情危急

手术室值班护士接到急诊手术通知单,立即安排手术间,联系相关病房做好术前准备,安排人员转运患者(病情危重的手术患者必须由手术医师陪同送至手术室)。

手术室护士按照手术要求,备齐手术器械及仪器等设备,如高频电刀、超声刀、负压吸引装置,检查仪器功能,并调试至备用状态。同时应预计可能出现的突发事件和可能需要的物品,以备不时之需。如这位患者为剖腹探查手术,除了肠道切除和吻合外,可能存在肠道破裂、腹腔污染的可能,因此必须备齐大量冲洗液体。

同时应通知手术医师及麻醉师及时到位,三方进行手术,患者手术安全核查,保证在最短时间内开始手术。

2.肠道吻合的护理配合

肠道吻合器是临床常用的外科吻合装置之一,在手术使用时,主要做好以下护理配合。

(1)型号选择:应按照医师要求,根据肠腔直径和吻合位置,目测或利用测量器,选择不同型号的吻合器,目前常用的肠道吻合器型号有 25~34 号,并分直线和弯型吻合器。

(2)严格核对:手术医师要求使用 32 号直线型管型吻合器吻合肠腔,由于吻合器价格较为昂贵,为一次性高值耗材,巡回护士在打开吻合器外包装之前必须再次与手术医师认真确认吻合器的型号、规格,检查有效期及外包装完整性,均符合要求方可打开使用。

(3)配合使用:洗手护士将抵钉座组件取下交予手术医师,手术医师将抵钉座与吻合器头部分别放入将欲吻合的消化管两端,旋转吻合器手柄末端调节螺母,通过弹簧管及吻合器头部伸出的芯轴,将抵钉座连接固定于吻合器头部。医师进行击发,完成肠管钉合并切除消化管腔内多余的组织。

(4)使用后处置:吻合完成后,配合医师共同检查切下的组织切缘是否完整成环,以保证不出现吻合口瘘。吻合器使用后,按照一次性医疗废弃物标准处理,严禁任何人员将使用过的吻合器带出手术室。

二、甲状腺手术的护理配合

甲状腺是人体最大的内分泌腺体,位于甲状软骨下方,紧贴于气管两旁,由中央的峡部和左右两个侧叶构成。甲状腺由两层被膜包裹,内层被膜称甲状腺固有被膜,紧贴腺体并伸入到腺实质内;外层被膜称甲状腺外科被膜,易于剥离,两层被膜之间有甲状腺动、静脉、淋巴结、神经和甲状旁腺等,因此手术时分离甲状腺应在此两膜间进行。当单纯性甲状腺肿压迫气管、食道、喉返神经等引起临床症状,或巨大单纯甲状腺肿物影响患者生活工作,或结节性甲状腺肿有甲状腺功能亢进或恶变,或甲状腺良性肿瘤都应行甲状腺大部或部分(腺瘤小)切除,其中甲状腺腺瘤是最常见的甲状腺良性肿瘤。

(一)主要手术步骤及护理配合

1.手术前准备

手术患者取垂头仰卧位,行全身麻醉。切口周围皮肤消毒范围为:上至下唇,下至乳头连线,两侧至斜方肌前缘。

2.主要手术步骤

(1)切开皮肤、皮下组织及肌肉:传递22号大圆刀在胸骨切迹上两横指处切开皮下组织及颈阔肌。

(2)分离皮瓣:传递纱布,缝合在上下皮瓣处,牵引和保护皮肤;传递组织钳提起皮肤,电刀游离上、下皮瓣。

(3)暴露甲状腺:纵向打开颈白线,传递甲状腺拉钩牵开两侧颈前带状肌群,暴露甲状腺。

(4)处理甲状腺血管:传递圆针慕丝线缝扎甲状腺上动脉和上静脉、甲状腺下动脉和下静脉。

(5)处理峡部:传递血管钳或直角钳分离并钳夹峡部,传递15号小圆刀或解剖剪切除峡部。

(6)切下甲状腺组织:传递血管钳或蚊氏钳,沿预定切线依次钳夹,传递15号小圆刀切除,取下标本,切除时避免损伤喉返神经。传递慕丝线结扎残留甲状腺腺体,传递圆针慕丝线间断缝合甲状腺被膜。

（7）冲洗切口,置引流管,关切口:生理盐水冲洗,传递吸引器吸尽冲洗液并检查有无活动性出血;放置负压引流管置于甲状腺床,传递三角针慕丝线固定;传递圆针慕丝线依次缝合颈阔肌、皮下组织,三角针慕丝线缝合皮肤,或使用无损伤缝线进行皮内缝合,或使用专用皮肤吻合皮钉吻合皮肤。

（二）围术期特殊情况及处理

1.甲状腺次全切除术患者体位

甲状腺次全切除术的手术患者应放置垂头仰卧位,该体位适用于头面部及颈部手术。在手术患者全麻后,巡回护士与手术医师、麻醉师一同放置体位。放置垂头仰卧位时除了遵循体位放置一般原则外,还需注意:①在仰卧位的基础上,双肩下垫一肩垫平肩峰,抬高肩部 20°,使头后仰颈部向前突出,充分暴露手术野。②颈下垫颈枕,防止颈部悬空。③头下垫头圈,头两侧置小沙袋,固定头部,避免术中移动。④双手平放于身体两侧并使用中单将其保护、固定。⑤双膝用约束带固定。

2.甲状腺手术术中发生电刀故障

术中发生高频电刀报警,电刀无法正常工作使用,巡回护士应先检查连接线各部分完整性以及电刀连接线与电刀主机、电极板连接线与电刀主机的连接处,避免连接线折断或连接部位接触不紧密的情况发生;查看电极板与手术患者身体部位贴合是否紧密,是否放置在合适部位,当进行以上处理后问题仍未解除,应更换电刀头,如仍无法正常使用,更换高频电刀主机,及时联系厂家维修。此外,当手术医师反映电刀输出功率不够,要求加大功率时,巡回护士不可盲目加大功率,造成手术患者发生电灼伤隐患;应积极寻找原因,检查电刀各连接线连接是否紧密的同时,提醒洗手护士及时清除电刀头端的焦痂,保持良好传导性能。

3.手术并发症

手术患者在拔管后突然自觉呛咳、胸闷、心悸、呼吸困难、氧饱和度下降等情况,说明很可能由于手术止血不彻底,形成了切口内血肿。应立即通知手术医师及麻醉师进行抢救,并查看手术患者情况:若伤口敷料有渗血、颈部肿胀、负压引流内有大量新鲜血液,则可初步判断为切口内出血所致,应立即备好手术器械,准备二次手术止血。手术室护士首先应配合麻醉师再次气管插管,保持呼吸道通畅;传递线剪或拆钉器,协助手术医师打开切口,清除血肿,解除对气管的压迫,寻找并结扎出血的血管或组织,如手术患者情况仍无改善,则立即行气管切开。

三、肝移植手术的护理配合

移植术是指将一个体的细胞、组织或器官用手术或其他方法,移植到自体或另一个体的某一部位。人体移植学科的发展是 20 世纪医学最杰出的成就之一。从最早开展的输全血,到肾、肝、心、胰腺和胰岛、肺、甲状旁腺等器官组织的移植,一直发展到心肺、心肝、胰肾联合移植和腹内多器官联合移植,移植手术的操作技术和移植效果都取得了巨大成就。

近 15 年来,伴随外科技术、器官保存水平、免疫抑制剂运用等各医疗领域技术发展,作为移植手术中难度较高的肝移植也取得了飞速发展,成为治疗末期肝病的首选方法。目前,全世界肝移植中心已超过 30 个,每年平均以 8 000 例次为基数持续上升。标准的肝移植术式为原位肝移植,近年来创新多种术式,包括减体积性肝移植、活体部分肝移植、劈离式肝移植、背驮式原位肝移植(图 5-4)等,其中活体肝移植是指从健康捐肝人体上切取部分肝脏作为供肝移植给患者的手术方式,其已成为众多先天性胆道闭锁患儿治疗的唯一选择。

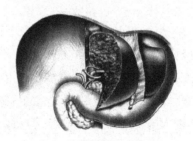

图 5-4　背驮式肝移植

(一)主要手术步骤及护理配合

1.手术前准备

(1)物品准备:准备肝移植器械、肝移植双支点自动拉钩、肝移植显微器械及常用敷料包。准备高频电刀、负压吸引装置、氩气刀、变温毯、保温箱、DSA-C 臂机、各种止血物品。

(2)患者准备:患者放置仰卧位,行全身麻醉。手术医师进行切口周围皮肤消毒,范围为上至颈,下至大腿中上 1/3,包括会阴部,两侧至腋中线。

(3)核对:手术划皮前巡回护士、手术医师和麻醉师三方进行 Time Out 核对患者身份、手术方式、术前备血情况等。

2.供体手术主要手术步骤

活体肝移植包括供体手术和受体手术两部分,供体手术通常为左半肝切除,具体操作如下。

（1）上腹部 L 形切口进腹：传递 22 号大圆刀划开皮肤；传递两把有齿镊、高频电刀配合常规进腹。

（2）安装肝移植悬吊拉钩：传递大纱布保护切口，按顺序安装悬吊拉钩。

（3）切除胆囊，进行胆道造影：传递小分离钳、无损伤镊、解剖剪游离胆囊和胆囊管，丝线结扎。传递硅胶管和抽有造影剂的 20 mL 针筒配合术中造影。

（4）解剖第一肝门：传递小分离钳、解剖剪进行游离；传递橡皮悬吊带牵引左肝动脉、门静脉左支。

（5）阻断左肝动脉、门静脉左支：传递无损伤镊、血管阻断夹进行阻断。

（6）切除肝脏实质：传递氩气刀或 CUSA 刀配合，遇到所有肝内管道结构，传递小分离钳、无损伤镊、解剖剪进行游离、钳夹、剪断，传递丝线进行结扎、缝扎或钛夹夹闭。

（7）处理左肝管：传递小分离钳进行游离；传递橡皮悬吊带牵引左肝管，穿刺造影确认左肝管位置后，传递解剖剪剪断并缝扎。

（8）游离左肝静脉：传递小分离钳、解剖剪，游离左肝静脉；传递橡皮悬吊带牵引。

（9）供肝血管离断、切除供肝：传递小分离钳、解剖剪剪断左肝动脉；传递 2 把门静脉阻断钳、解剖剪剪断门静脉左支；传递肝静脉阻断钳、解剖剪剪断左肝静脉。

（10）止血、关腹：传递无损伤缝针关闭血管及胆道残端；传递引流管；传递圆针慕丝线缝合肌肉和皮下组织，三角针慕丝线缝皮。

3.受体手术主要手术步骤

（1）上腹部 Mercede 切口（Mercede 切口又称"人字形"切口，先在肋缘下2横指做弧形切口，再做一纵形切口向上至剑突下）进腹：传递 22 号大圆刀划开皮肤；传递两把有齿镊、电刀配合常规进腹。

（2）肝周韧带及第一肝门、第二肝门的游离解剖：传递小分离钳、解剖剪、电刀进行游离解剖；遇血管分支准备结扎、缝扎或钛夹传递；传递橡皮悬吊带对肝动脉、门静脉、肝静脉进行牵引。

（3）切除病肝、准备供肝植入：传递阻断钳和血管阻断夹进行血管阻断。

（4）依次行供受体肝静脉、门静脉、肝动脉及胆道的吻合：传递无损伤镊、笔式持针器和无损伤缝针进行配合；在吻合肝动脉时，巡回护士须及时准备术中用显微镜；洗手护士传递显微镜、显微剪刀配合动脉吻合。

(5)止血,放置引流管,关腹:准备各类止血用物,传递引流管进行放置;传递碘伏与生理盐水1:10配制的冲洗溶液及大量灭菌注射用水进行腹腔及伤口冲洗;传递圆针慕丝线关腹。

4.术后处置

巡回护士协助麻醉师妥善固定气管导管;连接腹腔引流管与集尿袋,并妥善固定,观察引流液色、质、量。仔细检查手术患者皮肤状况,尤其是骶尾部、足跟、肩胛骨、手臂肘部和枕部。监测手术患者体温,控制室温,做好保暖措施,预防术后低体温发生。巡回护士与麻醉师、手术医师一同送患者入ICU。若手术患者为肝炎病毒携带者,则术后按一般感染手术术后处理原则进行用物和环境处理。

(二)围术期特殊情况及处理

1.肝移植手术过程中变温毯操作

(1)变温毯(以"Blanketrol Ⅱ型变温毯"为例)操作步骤如下。①手术前:检查蓄水池内水量及水位→安装耦合接头,阴阳相接→确认连接管已接好→放平水毯。②手术时:插入电源插头→打开总电源,开关处于"On"→机器自检,控制面板显示"CK STEPT"→按下"TEMPSET"开关→按上下箭头调节所需水温→按下"Manual Control"启动变温毯。

(2)使用"Blanketrol Ⅱ型变温毯"的注意事项:①蓄水池内只能使用蒸馏水,禁止使用去离子水,大部分的去离子水不是pH 7的中性水。如果去离子水是酸性,它将导致电池效应,铜质制冷机将开始腐蚀,最终导致制冷机系统泄漏。②禁止使用酒精,因为酒精会腐蚀变温毯。③蓄水池应每月更换蒸馏水,保护蓄水池不受细菌污染。④变温毯禁止在无水条件下操作,避免该情况引起对内部组件的破坏。⑤禁止蓄水池内过分充水,当变温毯里的水流回进处于关闭状态的系统当中,过分充水可能导致溢出。⑥禁止在患者和变温毯之间放置额外的加热设备,引起皮肤损伤。⑦患者和变温毯之间的区域应该保持干燥以避免患者意外受伤。⑧使用变温毯每隔20分钟,或者在医师的指导下,巡回护士应检查患者的体温和与变温毯接触区域的皮肤状况,同时检查变温毯里的水温,对小儿患者、温度敏感者、血管疾病患者必须更为频繁地进行检查。⑨关闭变温毯电源开关时,应待水毯内的水回流到蓄水器内(让管子和变温毯连接10分钟以上)再拔出电源线。

2.手术过程中使用氩气刀的注意事项

每次使用前,先检查钢瓶内氩气余量。操作时一定要先开氩气再开机,先关氩气再关机。术中使用时将电刀头缩回并打开氩气,将氩气喷头对准渗血部位,按下电凝开关。注意提醒手术医师氩气刀适当的工作距离,氩气刀刀头与创面最佳工作距离一般为 1～1.5 cm,禁止将氩气刀刀头直接接触创面工作。使用时注意观察氩气刀喷射时氩弧颜色:正常为蓝色,出现发红则说明工作距离太近。选择合适喷射角度使氩气喷头与受损组织呈 45°～60°最佳。每次使用完毕后,检查钢瓶内氩气余量,当余量不足时应充足备用。

四、胸腔镜辅助下食管癌根治术

(一)术前准备

1.器械敷料

胸科普外包、食道包 1、剖胸包、中单包、手术衣 5 件、深静脉置管包、腹腔镜光缆、胸腔镜器械[胸科 Trocar、切口保护器、分离钳、组织剪、线剪、吸引器、电钩(线)、五叶钳、肺叶钳、腔镜卵圆钳、钛夹钳]、直线切割闭合器、Hemolok 钳、推结器、吻合器、普通电刀、灯罩、超声刀(线)。

2.一次性物品

刀片(11 号、23 号)、板线(1 号、4 号、7 号)、0 号腹膜连续缝合线、0 号强生可吸收线、长吸引器管、三通接头、延长管、荷包线、显影小抽纱、双袋手术贴膜、手术敷贴、28 号胸腔闭式引流管、胸腔闭式引流瓶。

3.仪器

显像系统、冷光源、气腹机、超声刀主机、高频电刀。

(二)麻醉方法

静脉复合全身麻醉,双腔支气管插管。

(三)手术体位

先取＜90°左侧卧位(左侧上肢前上举,固定于托手架上,右侧进胸,术者位于患者背侧),开腹时改平卧位。

(四)手术步骤

消毒,铺单,用组织钳固定各种电刀线、吸引器、腔镜光缆。

1.经颈部吻合手术方式

(1)胸部手术:递 11 号刀,小抽纱在右侧腋中线第 7 肋间做 1 个长约 1 cm 腔镜观察孔,右侧腋后线偏后第 8 肋间长约 1 cm 及腋后线偏后第 5 肋间长约 0.5 cm 的操作孔各做 1 个,于右侧腋前线第 4 肋间做 1 个长约 2 cm 的副操作孔。用普通电刀做切口皮下的止血。于观察孔置入胸腔镜镜头,观察胸腔内是否有粘连,如有少量粘连,于副操作孔置入电钩或超声刀分离粘连;如有严重致密粘连者沿副操作孔延长切口 6~10 cm,直视下用电钩或超声刀分离粘连。于副操作孔置入肺叶钳牵拉肺叶,将肺压于腹侧,沿食管走行暴露食管,探查胸腔内有无转移,用电钩或超声刀沿食管剖开纵隔胸膜,探查食管有无明显外侵及外侵程度。用超声刀在膈食管裂孔上方开始游离食管,过缩牵拉食管,逐渐向上游离。游离至食管肿瘤处,如有明显严重外侵,沿副操作孔延长切口 6~10 cm,直视下用超声刀或组织剪游离食管。向上游离奇静脉,用 Hemolok 夹闭两端,组织剪剪断。向上游离食管至胸廓入口处。清扫奇静脉弓下、食管旁、隆突下、左右喉返神经旁等淋巴结。食管床仔细止血,用温蒸馏水冲洗胸腔,恢复双肺通气。

(2)腹部手术:患者改为平卧位,气管插管退管,行双肺通气。腹部切口设计为脐上缘约1.2 cm切口,切开皮肤、皮下组织,气腹针穿刺,建立人工气腹,置入10 mm Trocar 为观察孔,腹腔镜镜头置入,观察腹腔内有无明显粘连及有无种植转移。右侧锁骨中线及脐上 3 cm 做约1.2 cm切口,置入 10 mm Trocar 为主操作孔,右侧腋前线和脐上 6 cm 做约 0.5 cm 切口,置入 5 mm Trocar 为操作孔,剑突下做约 1.2 cm 切口,置入 10 mm Trocar。术者位于患者右侧。患者取头高脚低,右侧倾斜位。两个主操作孔分别置入超声刀及肠钳,用超声刀由下至上游离胃大弯,注意胃网膜右血管弓,离断胃网膜左动脉及胃短动脉、脾韧带。患者取头高脚低,左侧倾斜位,建立剑突下副操作孔,置入牵拉器牵拉肝左叶,用超声刀或电钩打开小网膜,游离肝胃韧带,在胰腺上缘牵拉游离胃左静脉,用 Hemolok 夹闭两端,超声刀离断。清除胃左动脉及脾动脉旁淋巴结。游离至膈食管裂孔,将食管下段牵拉入腹腔,膈肌食管裂孔自动闭合。取消气腹,将胃从剑突下切口牵拉至体外,贲门部胃小弯侧以直线型切割器做管胃成形。浆肌层间断缝合。在胃底最高点缝丝线作标志,确定无扭转将胃还纳至腹腔,丝线留于体外。用温蒸馏水冲洗腹腔,吸净,缝合腹部切口。

(3)颈部手术。①经胸骨后隧道方式:取左侧颈部胸锁乳突肌前缘切口,约4 cm。游离颈部食管,提出上段食管,在颈部离断。卵圆钳扩通胸骨后通道,将胃牵拉至颈部。切割缝合器处理胃后壁,将胃管送至幽门附近,吻合口前壁以切割闭合器缝合。检查吻合口完整性,仔细止血,置入橡皮引流条。缝合颈部切口。②经食管床隧道手术方式(常见):取左侧颈部胸锁乳突肌前缘切口,约4 cm。游离颈部食管,提出上段食管,在颈部离断。将胸腔内丝线缝合至胃底最高点。将胃经食管床隧道牵拉至颈部。切割缝合器处理为后壁,将胃管送至幽门附近,吻合口前壁用切割闭合器缝合。检查吻合口完整性,仔细止血,置入橡皮引流条。缝合颈部切口。

2.胸内吻合手术方式

(1)腹部手术:患者取平卧位,双腔支气管插管行双肺通气。腹部手术切口设计为脐上缘约 1.2 cm 切口,切开皮肤、皮下组织,气腹针穿刺,建立人工气腹,置入 10 mm Trocar 为观察孔,腹腔镜镜头置入,观察腹腔内有无明显粘连,有无种植转移。右侧锁骨中线及脐上 3 cm 做约1.2 cm切口,置入 10 mm Trocar 为主操作孔,右侧腋前线和脐上 6 cm 做约 0.5 cm 切口,置入5 mm Trocar 为操作孔,剑突下做约 1.2 cm 切口,置入 10 mm Trocar。术者位于患者右侧。患者取头高脚低.右侧倾斜位。两个主操作孔分别置入超声刀及肠钳,用超声刀由下至上游离胃大弯,注意胃网膜右血管弓,离断胃网膜左动脉及胃短动脉、脾韧带。患者取头高脚低,左侧倾斜位,建立剑突下副操作孔,置入牵拉器牵拉肝左叶,用超声刀或电钩打开小网膜,游离肝胃韧带,在胰腺上缘牵拉游离胃左静脉,用 Hemolok 夹闭两端,超声刀离断。清除胃左动脉及脾动脉旁淋巴结。胃游离至膈肌食管裂孔以上 1~2 cm,下至胃网膜血管弓起始部。离断大部分膈肌角肌肉,尽量扩大膈肌裂孔,避免管胃(管状胃)阻塞及术后胃排空障碍。直线切割闭合器沿胃小弯作部分管状胃。确定胃无扭转按原位置回腹腔,仔细止血,用温蒸馏水冲洗腹腔,吸净,关闭切口。

(2)胸部手术:患者取 90°左侧卧位,递 11 号刀,小抽纱在右侧腋中线第 7 肋间做 1 个长约1 cm腔镜观察孔,右侧腋后线偏后第 8 肋间做 1 个长约 1 cm 及腋后线偏后第 5 肋间做 1 个长约 0.5 cm 的操作孔,于右侧腋前线第 4 肋间做 1 个长约 2 cm 的副操作孔。用普通电刀做切口皮下的止血。于观察孔置入胸腔镜镜头,观察胸腔内是否有粘连,如有少量粘连于副操作孔,置入电钩或超声刀分离粘连:如有严重致密粘连者沿副操作孔延长切口 6~10 cm,直视下用电钩或超声刀分离粘连。于副操作孔置入肺叶钳牵拉肺叶,将肺压于腹侧,沿食管走行暴露食管,探查胸腔内有无转移。探查食管有无明显外侵及外侵程度。以膈肌裂孔为起点,超声刀打开食管表面纵隔胸膜,游离食管并过索带,索带悬吊食管,超声刀从下往上游离食管至奇静脉弓下。切断奇静脉弓下正常食管,离断下肺韧带。清扫周围淋巴结(下肺韧带、隆突下、食管旁)。将胃牵拉至胸腔,上端食管荷包线缝合,置入吻合器前部,正常胃体前壁打开 1 个小切口,第 8 肋间腋后线操作孔置入吻合器,通过胃体前壁切口置入胃内,以胃大弯侧最高点与食管吻合(注意吻合部位与肿瘤位置)。切割缝合器完成管状胃成形及切除肿瘤。标本袋取出肿瘤,切口肿瘤观察切缘,确保肿瘤切除完整。胸腔内试水确定吻合口完整性。食管床仔细止血,用温蒸馏水冲洗胸腔,第 8 肋间操作孔置入 32 号胸腔闭式引流管 1 根,关闭切口。

(五)手术配合注意事项

(1)手术时间比较长,应保持床垫的平整、干燥,骨突受压处要垫好软垫,避免压疮。患者的体位要固定适宜,不可过紧或过松。改变体位时要检查患者的皮肤受压情况。

(2)主腔镜系统放于患者的左侧(腹侧),高频电刀、超声刀主机、两套吸引器装置均置于患者的右侧,便于手术医师的操作。

(3)及时清理电钩及超声刀上的结痂组织,及时排放腹腔、胸腔内的烟气,及时擦拭镜头,保证手术视野的清晰度。

(4)注意光缆有无扭曲,避免损坏。

五、腹腔镜胆囊切除术(LC)

(一)术前准备

1.器械敷料

大器械包、手术衣包、剖腹包、腹腔镜器械、腔镜镜头。

2.一次性物品

11 号刀片、4 号线团、长吸引器管、吸引器头,电钩(线)、钛夹钳、生物钛夹或组织闭合夹。

3.仪器

腹腔镜显示系统、高频电刀主机。

(二)麻醉方法

静脉复合全身麻醉。

(三)手术体位

仰卧位(术中:头高脚低位 30°、手术床向左侧倾斜 30°)。

(四)手术步骤

(1)消毒铺单,建立观察孔(置入 10 mm Trocar)经脐下穿刺建立人工气腹后,压力设定为 1.3~2.0 kPa(10~15 mmHg),建立主操作孔(置入 10 mm Trocar),位于剑突下,建立辅助操作孔(置入 5 mm Trocar)位于肋缘下和液前线交界处。

(2)置入腹腔镜后,首先要探查整个腹腔,如无异常发现,再按以下步骤完成腹腔镜胆囊切除术。

（3）显露 Calot 三角，助手从右侧套管置入胆囊抓钳（弹簧钳）夹住胆囊颈，连同肝脏向上牵引，尽量显露 Calot 三角。

（4）分离胆囊周围及 Calot 三角区的粘连，分离胆囊管及胆囊动脉，用生物钛夹或组织闭合夹夹闭近端胆囊动脉及胆囊管，再用钛夹钳夹闭胆囊管远端，用剪刀剪断胆囊动脉及胆囊管。

（5）分离胆囊床及胆囊，用电钩分离胆囊。

（6）取出胆囊（用标本袋）、止血、停气关腹腔。把手术床摇回水平位。

（五）手术配合注意事项

注意仪器使用性能，出现突发情况及时处理。

六、腹腔镜阑尾切除术

（一）术前准备

1.器械敷料

大器械包、剖腹包、手术衣包、腔镜镜头、腔镜器械包。

2.一次性物品

11 号刀片、4 号线团、长吸引器管、（6 cm×7 cm）手术敷贴若干、（9 cm×10 cm）手术敷贴 1 个、细橡皮引流管 1 条（备用）、引流袋、电钩（线）。

3.仪器

腹腔镜显示系统、高频电刀主机。

（二）麻醉方法

静脉复合全身麻醉。

（三）手术体位

仰卧位。

（四）手术步骤

（1）1 消毒铺单，建立观察孔，第 1 个主孔 10 mm 置于脐部。11 号尖刀在脐上缘做横向弧形切口，置入 10 mm Trocar，并连接 CO_2 输入管，建立气腹，维持腹压 1.6～2.0 kPa（12～15 mmHg）。

（2）在摄像系统监视下，分别于麦氏点、左侧腹部与麦氏点对应部位置入 2 个 5 mm Trocar。

（3）探查腹腔，取仰卧位，手术床向左倾斜 10°～15°，沿回盲部寻找阑尾。阑尾化脓穿孔形成腹膜炎者,手术床调至头高脚低并向右倾斜位,将脓液吸净后,再调至头低脚高、向左倾斜 10°～15°,阑尾系膜用电钩烧灼离断,阑尾动脉、静脉及阑尾根部用"Hemolok"夹闭离断,阑尾残端黏膜再用电钩烧灼,用标本袋取出阑尾。

(4)术野用生理盐水反复冲洗,阑尾穿孔脓液较多的备好引流管置于腹腔引流。

(五)手术配合注意事项

(1)超声刀在术中要及时去除烧焦的组织,超声刀不能空发使用、容易损坏。

(2)腔镜各种线要无角度盘旋放置,避免扭曲折叠。

(3)腔镜器械较精细,注意勿压,轻拿轻放。腔镜器械较长,放置在无菌台上时注意勿超过器械台的边缘。

七、腹腔镜空肠造口术

(一)术前准备

1.器械敷料

腔镜器械包、手术衣包、腹腔镜器械、腹腔镜镜头。

2.一次性物品

11 号刀片、板线(0 号、1 号、4 号)、长吸引器管、吸引器头、凡士林纱条、电钩(线)、2 把内镜抓钳或 2 把 5 mm 无损伤抓钳、1 把内镜剪刀、1 把 10 mm 的内镜自动缝合器、1 根 MIC 产的不带隧道装置的空肠造瘘管、1 根 Blake 引流管。

3.仪器

全套的腹腔镜设备、高频电刀主机。

(二)麻醉方法

静脉复合全身麻醉。

(三)手术体位

仰卧位。

(四)手术步骤

(1)消毒铺单,建立观察孔(置入 10 mm Trocar)经脐下穿刺建立人工气腹后,压力设定为 1.3～2.0 kPa(10～15 mmHg),建立两个操作孔(置入 10 mm Trocar),位于脐上及脐下约 5 cm 处,置入腹腔镜后,首先探查整个腹腔,无异常发现,再按以下步骤完成空肠造口术。

（2）用 2 把无损伤抓钳,沿空肠找到屈氏韧带。当确认了此韧带后,于韧带远端（30～48 cm 处）标记空肠切开处。术者选择好空肠造瘘管经过腹壁的位置（以上腹为好）。必须保证将所选空肠襻拉至前腹壁时没有张力存在。

（3）将空肠造瘘管置入腹腔,在预先选择的腹壁切入点处置入一个管径 5 mm Trocar。在下腹正中置入另外一个管径 5 mm Trocar,再通过此 Trocar 置入内镜抓持器。然后拔出 Trocar。在体外用内镜抓持器抓住 MIC 空肠造瘘管的腹内端,并将其送入腹腔。将涤纶环固定于腹膜水平。将造瘘管的体外端夹闭以免大量漏气。

（4）将造瘘管置入空肠腔内。

八、腹腔镜直肠癌根治术

（一）术前准备

1.器械敷料

大器械包、剖腹探查包、剖腹包、手术衣包、腹腔镜器械、腹腔镜镜头、深静脉包。

2.一次性物品

刀片（11 号、23 号）、板线（1 号、4 号、7 号）、长吸引器管、吸引器头、吸引器管（术中吸痰用）、5 mm 和 10 mm Troear 各 1 个（备用）、石蜡油棉球、棉球、电钩（线）、电刀、钛夹钳、组织闭合夹、直线切割闭合器、闭合夹、超声刀（线）。

3.仪器

腹腔镜显示系统、超声刀主机、高频电刀主机。

（二）麻醉方法

静脉复合全身麻醉。

（三）手术体位

改良截石位（术中:头低脚高位 30°、右侧倾斜 10°）。

（四）手术步骤

（1）消毒铺单,建立观察孔（置入 10 mm Troear）经脐上穿刺建立人工气腹后,压力设定为 1.3～2.0 kPa（10～15 mmHg）,左右脐旁腹直肌外缘,各行 5 mm 穿刺孔安置器械,右锁中线平脐交点的下方8～10 cm,行 10 mm 或 12 mm 穿刺孔作为主操作孔,用于乙状结肠的分离解剖及更换 12 mm 套管后进行肠段的线性切割和消化道吻合重建。

（2）探查全腹腔，观察肿瘤位置，游离直肠、乙状结肠，用抓钳向上向左侧牵拉提起乙状结肠和直肠上端，用超声刀在右髂血管上方打开右侧侧腹膜，沿着腹主动脉的右前缘，从骶骨岬部向上至十二指肠空肠曲，游离结肠右侧系膜，注意右侧输尿管的位置及走向，加以保护。在骶骨岬部前方的分离容易损伤下腹神经，尤其是其交感支，特别是在直肠后方进行骶前间隙分离时容易发生。

（3）系膜血管处理，在直肠癌手术中，血管的处理与淋巴结的清扫是同时进行的。要清扫直肠上动脉和乙状结肠动脉根部淋巴结，并在其根部（距主动脉1 cm处），用组织闭合夹或钛夹断离。

（4）骶前分离，将直肠向前、向左侧牵拉，同时需保持乙状结肠朝上，贴近左下腹部。用超声刀沿着直肠深筋膜与骶前筋膜的间隙，进行锐性分离，向前达骶骨岬水平。

（5）直肠前侧方分离，提起直肠，用超声刀打开直肠前腹膜返折，将直肠前壁与精囊分离。

（6）切除直肠肠段，取出标本，吻合。

（7）其他同开腹。

（五）手术配合注意事项

（1）手术体位的摆放：改良截石位（术中：头低脚高位30°，右侧倾斜10°）骶尾部要垫一软横枕。

（2）注意仪器使用性能，出现突发情况及时处理。

（3）超声刀在术中要及时去除烧焦的组织.超声刀不能空着使用，容易损坏。

（4）腔镜各种线要无角度盘旋放置，避免扭曲折叠。

（5）腔镜器械较精细，注意勿压。腔镜器械较长，放置在无菌台上时注意勿超过器械台的边缘。

第二节　心胸外科手术的护理

心胸外科专业开创于20世纪初期，起步较晚但几十年来却是发展最快的外科学分支之一。胸心外科通常可分为普通胸外科和心脏外科，普通胸外科治疗包括肺、食管、纵隔等疾病；心脏外科则是治疗心脏的先天性或后天性疾病。常见的先天性心脏病手术包括房室间隔缺损修补,肺动脉狭窄拓宽、法洛四联症矫治术和动脉导管未闭结扎术等;后天性心脏病手术包括瓣膜置换术、瓣膜成形术、冠状动脉搭桥术、带瓣管道置换术等;下面以几个经典的胸心外科手术为例,介绍手术的护理配合。

一、瓣膜病置换手术的护理配合

心脏瓣膜病是指心脏瓣膜结构(瓣叶、瓣环、腱索、乳头肌)的功能或结构异常导致瓣口狭窄及(或)关闭不全。常见的致病因素包括炎症、黏液样变性、退行性变、先天性畸形、缺血性坏死、创伤、梅毒、钙化、发育异常等。心脏瓣膜置换术是指在低体温麻醉下,通过外科手术切除病变瓣膜,使用人工心脏瓣膜替换的一种治疗方法。以下以二尖瓣置换术为例作手术配合介绍。

(一)主要手术步骤及护理配合

1.手术前准备

手术患者入室前,巡回护士应先将凝胶体位垫和变温水毯放置于手术床上,其有防止压疮和体外循环恢复后升温的作用。手术患者取仰卧位,双手平放于身体两侧并使用中单将其保护固定。手术患者行全身麻醉,巡回护士配合麻醉师进行动静脉穿刺;留置导尿管,并连接精密集尿袋。留置肛温探头进行术中核心体温的监测;巡回护士合理粘贴电极板,通常将电极板与患者轴线垂直地粘贴于臀部侧方肌肉丰富处,不宜粘贴于大腿处,以防术中进行股动脉、股静脉的紧急插管。切口周围皮肤消毒范围为:上至肩,下至髂嵴连线,两侧至腋中线。按照胸部正中切口手术铺巾法建立无菌区域。

2.主要手术步骤

(1)经胸骨正中切口开胸:传递22号大圆刀切开皮肤,电刀切开皮下组织及肌层,切开骨膜;传递电锯锯开胸骨,并传递骨蜡进行骨创面止血(如图5-5,图5-6)。

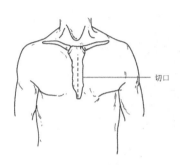

图5-5　胸正中切口

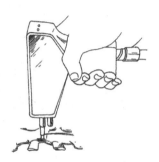

图5-6　使用电锯将胸骨纵向锯开

（2）撑开胸骨：利用胸腔撑开器撑开胸骨显露胸腺、前纵隔及心包；传递无损伤镊夹持心包，配合解剖剪剪开，传递圆针 7 号慕丝线进行心包悬吊，显露心脏（如图 5-7）。

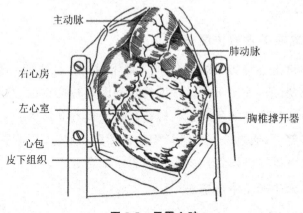

图 5-7　显露心脏

（3）建立体外循环：传递 25 cm 解剖剪、无损伤镊、血管游离钳等游离上下腔静脉及升主动脉，配合插管荷包的制作以及上下腔静脉和升主动脉插管，放置心脏冷停搏液灌注管，传递阻断钳阻断上、下腔静脉和主动脉，灌注停跳液（原理为含高浓度钾，导致心脏停搏），外膜敷冰泥保护心肌，直至心脏停止。

（4）显露二尖瓣：传递 11 号尖刀经房间沟切开左心房壁，心房拉钩牵开心房，显露二尖瓣（如图 5-8）。

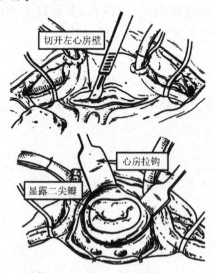

图 5-8　切开左心房，显露二尖瓣

(5)剪除二尖瓣及腱索：传递 25 cm 解剖剪沿瓣环剪除二尖瓣及腱索，无损伤镊配合操作，同时准备湿纱布，及时擦拭解剖剪及无损伤镊上残留腱索和组织。

(6)换人工瓣膜：传递测瓣器测定瓣环大小，选择大小合适的人工瓣膜，传递瓣膜缝合线缝合人工瓣膜。

(7)关闭切口，恢复正常循环：传递不可吸收缝线关闭二尖瓣切口和左房切口。传递夹管钳，配合撤离体外循环，并传递不可吸收缝线或各种止血用品配合有效止血；开启变温水毯至 38~40 ℃，调高手术间内温度，加温输注的液体或血液进行复温，待心脏跳动恢复、有力，全身灌注情况改善，放置胸腔闭式引流管，传递无损伤缝线缝合并关闭心包，传递胸骨钢丝关胸及慕丝线缝合切口。

3.术后处置

为手术患者包扎伤口，及时加盖棉被进行保温。检查手术患者骶尾部、足跟等易发生压疮的皮肤，及时发现皮肤发红、破损等异常情况。固定胸腔引流管、导尿管，保持引流通畅，并观察引流液的色、量、质，加强管道护理，防止滑脱。协助麻醉师、手术医师小心谨慎地将手术患者转移至监护床上，转运途中严密监测血压、心率、心律、氧饱和度等生命体征。保障患者安全，与心外科监护室护士做好交接班。

(二)围术期特殊情况及处理

1.调节手术患者体温

正常机体需高血流量灌注重要脏器，包括肾、心、脑、肝等，而机体代谢与体温直接有关，体温每下降7 ℃组织代谢率可下降 50%，如体温降至 30 ℃，则氧需要量减少 50%，体温降至 23 ℃时氧需要量则是正常的 25%。因此，在建立体外循环过程中需要降温，以减低需氧量，预防重要脏器缺血缺氧，提高灌注的安全性。降温程度根据病情、手术目的和手术方法等各种情况而定，可分为不同的类型。①常温体外循环：适用于简单心脏畸形能在短时间内完成手术者。②浅低温体外循环：适用于病情中等者，心内畸形不太复杂者。③深低温微流量体外循环，适用于心功能差，心内畸形复杂者；侧支循环丰富，心内手术时有大量回血者；合并动脉导管未闭者；升主动脉瘤或假性动脉瘤手术深低温停循环者。④婴幼儿深低温体外循环：适用于各种心脏复杂畸形。⑤成人深低温体外循环：主要适用于升主动脉及弓部动脉瘤手术。

体外循环通过与低温结合应用，可使体外循环灌注流量减少，血液稀释度增加,氧合器血气比率降低。手术室的降温/保温设备有空调、制冰机、恒温箱、水床、变温毯及热空气动力装置等,通过这些设备,手术室护士可以达到调节和控制手术患者体温的目的。

2.心脏复苏困难

进行体外循环后,手术患者发生心脏复苏困难原因很多,常见于心脏扩大、心肌肥厚、心功能不全及电解质平衡紊乱等。案例中手术患者为二尖瓣狭窄患者,由于长时间的容量及压力负荷加重,且心功能基础较差,长时间的升主动脉阻断更加重了心肌的缺血缺氧损害,因此可能发生心脏复苏困难。

对于这种手术患者,首先应给予积极处理措施,如实施电击除颤等,如果效果不佳则立即再次阻断主动脉,在主动脉根部灌注单纯温氧合血5~10分钟,由于血液不但能为受损的心脏提供充足的氧,还能避免或减轻心肌的再灌注损伤。而后再次开放主动脉,一般即可自动复跳或经电击除颤后复跳。如多次除颤后仍不复跳则需再次阻断主动脉,灌注停搏液使心电机械活动完全停止,让心脏得以充分的休息,降低氧耗,为再次复跳做好准备。

3.心脏复跳后因高血钾心搏骤停

心脏复跳后发生高钾血症的可能原因包括:肾排钾减少、血液破坏、酸中毒、摄入过多等,如心脏停搏液(含钾)灌注次数和容量过多,大量的血液预充等。高钾血症可使静息电位接近阈电位水平,细胞膜处于去极化阻滞状态,钠通道失活,动作电位的形成和传导发生障碍,心肌兴奋性降低或消失,兴奋-收缩耦联减弱,心肌收缩降低,从而发生心搏骤停。

(1)胸内心脏按压:第一时间内迅速给予。胸内心脏按压方法可分为单手或双手心脏按压术,一般用单手按压时,拇指和大鱼际紧贴右心室的表面,其余4指紧贴左心室后面,均匀用力,有节奏地进行按压和放松,频率为80~100次/分钟。双手胸内心脏按压,用于心脏扩大、心室肥厚者,术者左手放在右心室面,右手放在左心室面,双手掌向心脏做对合按压,其余同单手法(图5-9)。切勿用手指尖按压心脏,以防止心肌和冠状血管损伤。

(2)胸内电除颤:巡回护士立即准备除颤仪及无菌除颤极板配合手术医师进行胸内除颤。首先打开除颤器电源,选择非同步除颤方式,继而选择电能进行充电;手术医师将胸内除颤电极板分别置于心脏的两侧或前后并夹紧,电击能量成人为10~40 J,小儿为5~20 J。

(3)复苏成功后,应配合麻醉师使用药物纠正低血压及电解质紊乱等,同时给予冰袋施行头部物理降温,同时用冰袋置于颈部、腋窝、腹股沟等大血管流经处进行体表降温,预防脑水肿等。心跳恢复后,有可能再度停搏或发生心室纤维性颤动,巡回护士应严密观察患者生命体征。

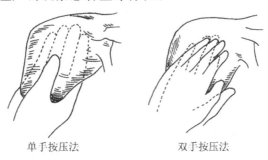

单手按压法　　　　　　　双手按压法

图 5-9　心内按压示意图

二、小切口微创心脏手术的护理配合

传统心脏外科手术,多采用胸骨正中切口,部分采用左胸后外侧切口,但往往痛苦大、手术切口长。随着近年来心血管手术安全性的不断提高,小切口心脏手术渐趋盛行。小切口心脏手术的特点是切口美观、隐蔽、创伤小、出血少、恢复快、愈合好、畸形少、费用少等。但由于切口小,术中术野显露较差,术前应明确诊断,严格掌握手术指征,同时对外科医师的手术操作技能也提出较高要求。本文以右腋下小切口微创房间隔缺损修补术为例介绍手术护理配合。

(一)主要手术步骤及护理配合

1.手术前准备

患者静脉复合麻醉伴行气管插管,体位在仰卧位的基础上右胸垫高,呈左侧60°半侧卧位,下半身尽量平卧,显露股动脉。右上肢屈肘悬吊于手术台支架上。摆放体位后,协助医师正确粘贴体外除颤板。切口周围皮肤消毒范围为:前后过中线,上至锁骨及上臂 1/3 处,下过肋缘。按照胸部侧卧位切口手术铺巾法建立无菌区域。

2.主要手术步骤

(1)右前胸切口:即取右侧腋中线第二肋交点与腋前线第五肋间交点连线行约 5 cm 切口,于腋前线第四肋进胸。传递 22 号大圆刀切开皮肤,电刀切开皮下组织及肌层,传递侧胸撑开器暴露切口。

(2)建立体外循环:传递无损伤镊、25 cm 解剖剪剪开心包并传递圆针慕丝线固定心包。传递血管游离钳游离上、下腔静脉和主动脉并在主动脉根部作荷包缝合,插特定制作的长形带导芯的主动脉供血管。于右心耳部做荷包,并切开心耳插上腔静脉引流管;于右心房壁作荷包缝线,切开后插下腔静脉引流管。体外循环开始后,阻断升主动脉并于主动脉根部注入冷停搏液。

(3)暴露房间隔缺损:传递无损伤镊及无损伤剪,切开右心房,暴露房间隔缺损。

(4)修补房间隔缺损:如缺损较小,传递不可吸收缝线予以直接缝合;如缺损较大或位置比较特殊也可使用自体心包片或涤纶补片修补缺损。在缝合心房切口的同时排除右心房内气体,主动脉开放后心脏复跳。

(5)关闭切口:放置胸腔闭式引流管,传递三角针慕丝线固定,传递无损伤缝线缝合并关闭心包,传递慕丝线缝合切口。

3.术后处置

为手术患者包扎伤口,及时加盖棉被进行保温。检查手术患者受压侧眼睛、耳朵、各处骨突部位以及悬吊的上肢,及时发现皮肤发红、破损等异常情况。固定胸腔引流管、导尿管,保持引流通畅,并观察引流液的色、量、质,加强管道护理,防止滑脱。协助麻醉师、手术医师小心谨慎地将手术患者转移至监护床上,转运途中严密监测血压、心率、心律、氧饱和度等生命体征。保障患者安全,与心外科监护室护士做好交接班。

(二)围术期特殊情况及护理

1.低龄手术患儿如何进行术前准备

多数先天性心脏病患者需在儿时接受手术,因此必须加强以下几个方面的护理工作。

(1)做好心理护理,完善术前访视:对手术患儿关心爱护、态度和蔼,对家长解释病情和检查治疗过程,建立良好的护患关系,消除家长和手术患儿的紧张,取得理解和配合。全面了解手术患儿的基本情况,包括基础生命体征、皮肤准备情况、备血、配血和手术方案等。做好护理计划,儿童术前禁食10小时,婴幼儿禁食2小时。

(2)手术间及物品准备:手术间温度要保持恒定,对于10 kg以下以及术中需要深低温降温的手术患儿,术前应在手术床上铺好变温毯,以便降温或复温时使用。10 kg以下的手术患儿应用输液泵严格控制液体入量。准备好摆放体位时所需的适合患儿身高体重的体位摆放辅助用品。准备好适合小儿皮肤的消毒液,一般用碘伏进行消毒。

(3)器械准备:根据手术患儿的身高和体重,准备合适的小儿心脏外科器械,如小儿使用阻断钳等,同时由于从侧胸入路手术,术前需要准备侧胸撑开器及加长的心脏外科器械,如 25 cm 解剖剪、长柄 15 号小圆刀等,方便术中使用。

2.术中需要更换手术方式

术中病情突变、需要更换手术方式是非常紧急的情况,必须争分夺秒,以挽救手术患者的生命。手术室护士应做好以下几个方面的工作。

(1)术前准备周全:首先手术室护士应在术前将各种风险可能考虑周全,并事先准备好各种可能使用的器械物品,如股动脉插管管道、各种规格的涤纶补片等。手术医师也应考虑到手术方式改变或股动脉插管的可能,在消毒铺单时应扩大范围。

(2)及时供应器械:如需改变手术方式,紧急调用其他器械,手术室巡回护士应立即将情况向值班护士长汇报,同时积极联系其他手术房间或者专科护士寻找合适的器械或替代物品,并及时提供到手术台上供医师使用,尽量减少耗费时间,保证患儿安全。

3.手术时间意外延长

手术时间意外延长可能导致非预期事件的发生,手术室护士必须及时调整和处理,以最大限度保护手术患儿及其家属。

(1)做好护理配合:手术室护士在整个手术过程应沉着冷静、全神贯注,预见性准备好下一步骤所需物品,配合手术医师尽量减少操作时间,降低手术对其他脏器损伤,减少手术并发症。

(2)预防性使用抗生素:常用的头孢菌素血清半衰期为 1~2 小时,为了保证药物有效浓度能覆盖手术全过程,当手术延长到 3~4 小时或失血量>1 500 mL 时,应追加一个剂量,预防术后感染。

(3)无菌区域的保证:手术时间意外延长如超过 4 小时,应在无菌区域内加盖无菌巾,手术人员更换隔离衣及手套等。

(4)加强体位管理:术中每隔 30 分钟检查手术患儿体位情况,对于容易受压部位应定时进行减压,保证整个手术过程手术患儿皮肤的完整性,肢体功能不受损。

(5)联系并告知相关部门:联系病房告知患儿家属手术情况,安抚紧张情绪。告知护理排班人员,以便其做好工作安排。

第三节 妇产科手术的护理

妇产科是临床医学四大主要学科之一,主要研究女性生殖器官疾病的病因、病理、诊断及防治,妊娠、分娩的生理和病理变化,妇科手术主要包括治疗女性生殖系统的疾病即为妇科疾病,如外阴疾病、阴道疾病、子宫疾病、输卵管疾病、卵巢疾病等;产科包括高危妊娠及难产的预防和诊治,女性生殖内分泌,计划生育及妇女保健等。下面以几个经典的手术为例,介绍手术的护理配合。

一、剖宫产手术的护理配合

剖宫产是指妊娠 28 周后切开腹壁及子宫,取出胎儿及胎盘的手术。剖宫产术式有子宫下段剖宫产(横切口)、子宫体部剖宫产(纵切口)。由于某种原因,绝对不可能从阴道分娩时,如头盆不称、宫缩乏力、胎位异常、瘢痕子宫、胎儿窘迫等,应及时施行剖宫产手术以挽救母婴生命。如果施行选择性剖宫产,于宫缩尚未开始前就已施行手术,可以免去母亲遭受阵痛之苦。剖宫产是一种手术,有相应的危险性,如出血、膀胱损伤、损伤胎儿、宫腔感染、腹壁切开感染等,故施术前必须慎重考虑。

(一)主要手术步骤及护理配合

1.手术前准备

(1)手术患者接入手术室后,护士应在第一时间给予心理护理支持,缓解其紧张情绪以及可能因宫缩导致的疼痛。

(2)协助手术患者转移至手术床,并固定扎脚带予以解释,防止坠床意外的发生。

(3)核对缩宫素等子宫兴奋类药物以及剖宫产特殊用物,如产包、婴儿吸痰管等是否携带齐全。

(4)手术患者取侧卧位行腰麻即蛛网膜下腔麻醉或持续硬膜外腔阻滞麻醉,手术室护士站于患者身前,防止其坠床的同时,指导其正确放置麻醉体位。麻醉完毕起效后,患者改体位为仰卧位,巡回护士置导尿管并固定。

(5)手术切口周围皮肤消毒范围为:上至剑突、下至大腿上 1/3,两侧至腋中线。按照腹部正中切口手术铺巾法建立无菌区域。

2.主要手术步骤

(1)经下腹横切口开腹:传递 22 号大圆刀切开皮肤及皮下组织,传递中弯血管钳、组织剪剪开筋膜,钝性分离腹直肌,遇有血管应避开或用慕丝线做结扎。

(2)暴露子宫下段:传递解剖剪剪开腹膜,同时传递长平镊,配合剪开一小口,然后术者将左手中指或示指伸入切口,在左手的引导下剪开腹膜至适当长度;传递双头腹腔拉钩牵开,暴露子宫。

(3)切开子宫:传递新的一把 22 号大圆刀,于子宫下段切开一小口,递中弯血管钳刺破胎膜,吸引器吸净羊水,钝性撕开或传递子宫剪剪开切口 10～12 cm。

(4)娩出胎儿:移除切口周围的金属器械及电刀,防止意外损伤娩出的胎儿。手术医师一人手压宫底,一人手伸入宫腔将胎儿娩出。如胎儿过大无法娩出时,传递产钳协助娩出胎儿(图 5-10)。

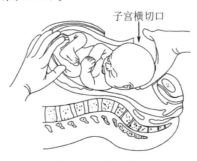

子宫横切口

图 5-10 胎儿娩出

(5)胎儿脐带处理:传递中弯血管钳 2 把依次钳夹脐带,传递组织剪剪断,同时传递组织钳夹闭子宫壁静脉窦。

(6)胎盘娩出:传递抽配有 20 U 缩宫素的 10 mL 注射针筒,注射于子宫壁肌层;娩出胎盘,传递弯盘接取;传递纱垫清理宫腔。将置有胎盘的弯盘放于无菌桌,防止污染,以备手术医师检查胎盘的完整性。

(7)缝合子宫:子宫进行两层缝合,传递可吸收缝线,第一次全层连续缝合,第二次缝合浆膜肌层包埋缝合。

(8)缝合切口:首先缝合腹膜,间断缝合筋膜及肌肉,间断缝合皮下组织,最后用皮内缝线缝皮肤,缝皮肤时要将创缘内翻,否则会影响创口愈合,使疗程延长。

3.术后处置

术后注意保护患者的隐私,更换潮湿的床单位,同时做好保暖工作。待手术患者情况稳定后,送入病房,对未使用的子宫兴奋类药物进行交接。

(二)围术期中特殊情况及处理

1.防止子宫切口污染

胎儿如术前发生宫内窘迫,则会由于缺氧引起迷走神经兴奋,肠蠕动亢进,肛门括约肌松弛,导致娩出时会有胎粪排出。因此在切开子宫、吸净羊水、暴露胎儿后,洗手护士应准备一块无菌大布垫给手术医师备用,在胎儿娩出前将布垫覆盖胎儿臀部,防止胎粪排出污染。如术中怀疑有手术器械、纱布或无菌巾沾染到胎粪应立即更换,并更换手套,防止发生切口污染。

2.手术区域无菌和干燥的保持方法

巡回护士在术前物品准备时要检查负压吸引器的负压状况,保证吸引器正常工作。手术医师准备切开子宫时,巡回护士再次查看吸引器的连接是否良好,洗手护士查看负压吸引是否正常,如吸引器出现故障,应立即告知医师,暂缓切开子宫,并马上处理故障。切开子宫后,应尽量先将羊水吸净后再娩出胎儿,胎儿娩出时,洗手护士配合将残留的羊水吸净,如手术区域上无菌巾潮湿应加铺无菌巾,保证手术区域无菌和干燥。

3.剖宫产术中大出血

在剖宫产术中,产妇出现头晕,乏力,畏寒等症状时,极有可能是因为术中子宫大量出血所致。巡回护士应及时发现产妇体征,准确配合手术医师处理出血症状,具体步骤如下。

(1)观察手术患者情况:做好心理护理,注意保暖,室温应保持在 26～28 ℃,巡回护士做好各类手术用物如药品、器械、血制品的协调与供给。

(2)按摩子宫、进行热敷:备热盐水纱布(水温 60～70 ℃),覆盖在宫体上,手术医师均匀、有节律地按摩子宫,随时更换热盐水纱布,保持有效热敷。

(3)保持胎盘无菌:洗手护士将胎盘放于无菌手术台的弯盘内,以备医师检查胎盘的完整性。

(4)遵医嘱正确用药:巡回护士备好子宫兴奋药物如缩宫素、卡孕栓等,缩宫素为子宫壁肌层注射或静脉点滴,卡孕栓为舌下含服,巡回护士应指导手术患者正确服用卡孕栓。术中执行口头医嘱时,巡回护士应复述一遍,包括药名、浓度、剂量和用法,确认后执行,执行完后应告手术医师,以便查看疗效。

(5)及时提供所需手术物品:手术医师迅速缝合子宫切口,恢复子宫的完整性,有利于子宫收缩止血,护士必须积极主动地提供所需物品,保证吸引器的正常使用,吸引瓶满及时更换。

（6）积极配合抢救：对于难以控制并危及产妇生命的术中大出血，在积极输血，补充血容量同时施行子宫切除术或子宫次全切除术，巡回护士需及时准备各类抢救器械及物品。

（7）评估出血量：巡回护士必须准确评估出血量，及时告知医师。

（8）做好护理记录：认真清点物品，术中添加纱布、器械等须及时清点记录；术中输血应按流程核对并签名，同时记录在手术护理记录单上；术中遇口头医嘱，巡回护士应于术后第一时间要求手术医师补全医嘱。

4.评估手术患者出血量

通常，手术过程中出血量包括负压吸引瓶内的血量及纱布所含血量，吸引瓶内的血量＝吸引瓶内总量－冲洗液量－其他液体量。剖宫产胎儿娩出时，大量的羊水被吸引器吸至吸引瓶内，而术中子宫出血多在胎儿娩出后，因此巡回护士应在胎儿娩出后开始计算负压吸引瓶内液体量。术中计算出血量时，应尽量使用干纱布，纱布所含血量＝使用后纱布的重量－干纱布的重量，重量单位为 g，1 mL 血液约以 1 g 计算。

二、全子宫切除术的护理配合

子宫是女性生殖器中的一个重要器官，其产生月经和孕育胎儿。子宫位于骨盆腔中央，在膀胱与直肠之间，宫腔呈倒置三角形，深约 6 cm，上方两角为"子宫角"，通向输卵管和卵巢。全子宫切除术多用于子宫肌瘤、子宫恶性肿瘤及某些子宫出血和附件病变等。

（一）主要手术步骤及护理配合

1.手术前准备

患者行全身麻醉，取膀胱截石位。切口周围皮肤消毒范围为：上至剑突、下至大腿上 1/3，两侧至腋中线。手术铺巾，建立无菌区。

2.主要手术步骤

（1）切口：传递 22 号大圆刀，取下腹正中切口，从脐下至耻骨联合上缘。

（2）暴露子宫：传递两把中弯血管钳夹持宫角，上提子宫。

（3）切断子宫韧带及子宫动静脉：传递中弯血管钳 2 把钳夹，组织剪剪断，常规传递 7 号慕丝线缝扎或结扎子宫阔韧带及圆韧带。

（4）游离子宫体：传递解剖剪，剪开子宫膀胱腹膜反折，传递中弯血管钳 2 把钳夹，主韧带组织剪剪断，7 号慕丝线缝扎。

（5）环切阴道，移除子宫：传递条形纱布围绕子宫颈切口下方，传递 22 号大圆刀片切开阴道前壁,传递组织剪将阴道穹隆剪开,切除子宫。

(6)消毒阴道残端并缝合:递碘伏棉球消毒阴道残端,传递组织钳钳夹阴道边缘,传递可吸收缝线连续缝合阴道残端。

(7)关腹:递生理盐水冲洗盆腔,止血,关腹。

3.术后处置

手术结束巡回护士检查手术患者皮肤,待患者情况稳定后,送入病房,进行交接;处理术后器械及物品。

(二)围术期特殊情况及处理

1.放置截石位

护士在术前协助医师,麻醉师摆放患者体位时,不仅需注意摆放的体位要利于手术区域的充分暴露,同时,也应注意保护患者的隐私及舒适度。具体操作步骤如下。

(1)术前手术患者准备:手术患者平卧于手术床,巡回护士协助脱去长裤,穿上腿套。向手术患者说明由于手术需要需放置截石位,为了保护皮肤及神经、关节,要脱去长裤,穿上腿套。同时护士应注意保护患者的隐私,及时为其盖好被子。

(2)放置搁脚架:在近髋关节平面放置搁脚架,支架高低角度调节关节和腿托倾斜角度调节关节要确保固定。

(3)放置体位:待手术患者麻醉后将其双手交叉放于胸前,注意不要压迫或牵拉输液皮条,麻醉医师保护好患者的头、颈部,固定好气管导管,防止移动时气管插管与氧气管脱离,手术医师站手术患者臀部位置,护士站床尾,一起将手术患者抬起并下移,使骶尾部平于背板下缘;将患者两腿曲髋、膝放在搁脚架上;要求腿托应托在小腿处,大腿与小腿纵轴应成 $90°\sim100°$,两腿外展,放置成 $60°\sim90°$。

(4)固定:约束带固定两侧膝关节,保持约束带平整,松紧适宜。

(5)铺巾:手术切口在腹部,切口铺巾的方法同腹部手术铺巾,洗手护士依次递 3 块无菌巾,折边朝向手术医师,分别铺盖切口的下方、对方、上方;第四块无菌巾折边朝向自己,铺盖切口同侧,4 把巾钳固定;患者会阴部不进行手术,铺巾时遮盖会阴;然后递中单垫臀下,双脚套无菌脚套,从脚遮盖到腹股沟;再铺整块大孔巾遮盖全身;巡回护士协助套托盘套,将托盘置于患者右膝上方。

2.防止术中感染

子宫残端与外界相通,视为污染区域。因此,洗手护士应配合手术医师做好管理工作,防止污染播散:①在切开阴道前壁前,先递条形纱布给手术医师,将其围绕子宫颈切口下方,以防止阴道分泌物污染创面。②备碘伏(含 0.02%~0.05%聚维酮碘)棉球,待子宫移除后,递给医师消毒宫颈残端。③接触宫颈残端的器械均视为污染器械,包括切开阴道前壁的 22 号大圆刀、剪开阴道穹隆组织剪、钳夹阴道边缘的组织钳及缝合残端的持针器,都必须与无菌器械分开放置、不再使用,但必须妥善放置以备清点。④宫颈残端缝合后,温生理盐水冲洗盆腔,手术医师、洗手护士更换手套,再行关腹。

第四节 骨科手术的护理

由于交通意外、工业和建筑业事故、运动损伤的增多以及人口老龄化,各种自然灾害等因素,导致高危、复杂的创伤越来越多。如果伤者得不到及时、有效的处理和治疗,将导致患者的终身残疾,甚至死亡,这给患者本人、家庭、社会带来沉重的负担。骨科在解剖学、生物力学和生物材料学研究的基础上,对手术方式、内固定材料不断进行新的尝试;近年来国内外信息、学术交流频繁;同时,高清晰度的 X 线片、CT、MRI 在骨科领域被广泛应用,使得骨科手术技术不断更新、变化、提高。下面介绍两例常见骨科手术的护理配合。

一、髋关节置换手术的护理配合

股骨颈骨折、髋关节脱位、髋臼骨折、股骨头骺滑脱等髋关节骨折的病例中,最常见的并发症为创伤导致的血供中断,导致股骨头缺血性坏死。股骨头缺血性坏死进一步发展,会出现软骨下骨折、股骨头塌陷,最终导致严重的骨性关节炎。患者丧失生活和劳动能力。全髋关节置换术用于治疗股骨头缺血性坏死晚期继发严重的髋关节性关节炎患者,临床取得积极的效果,目前已成为治疗晚期股骨头坏死的标准方法。

(一)主要手术步骤及护理配合

1.手术前准备

手术患者取 90°侧卧位(图 5-11),行全身麻醉或椎管内麻醉。切口周围皮肤消毒范围为:上至剑突、下过膝关节,两侧过身体中线。按照髋关节手术铺巾法建立无菌区域。

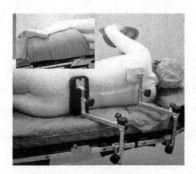

图 5-11　体位摆放

2.手术主要步骤

(1)显露关节囊:髋关节外侧切口(图 5-12),传递 22 号大圆刀切开皮肤,电刀止血,切开臀中肌,臀外侧肌(图 5-13),显露关节囊外侧(图 5-14)。

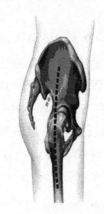

图 5-12　髋关节外侧切口

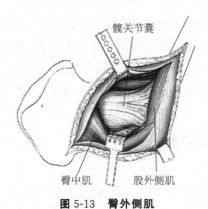

髋关节囊

臀中肌　　股外侧肌

图 5-13　臀外侧肌

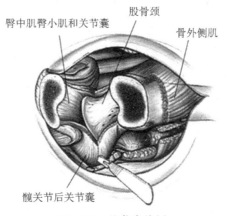

图 5-14　关节囊外侧

（2）打开关节囊（图 5-15）：电刀切开，传递有齿血管钳钳夹，切除关节囊。传递 S 形拉钩和 Homan 拉钩牵开，充分暴露髋关节并暴露髋臼。

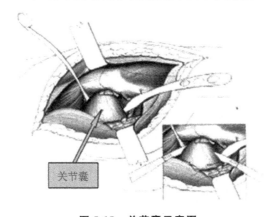

图 5-15　关节囊示意图

（3）取出股骨头：股骨颈与大转子移行部用电锯离断股骨颈，用取头器取出股骨头，取下的股骨头用生理盐水纱布包裹保存，以备植骨。

（4）髋臼置换。①削磨髋臼：将合适的髋臼磨与动力钻连接好递与术者，髋臼锉使用顺序为由小到大；削磨髋臼至髋臼壁周围露出健康骨松质为止，冲洗打磨的骨屑并吸引干净，使用蘑菇形吸引可有效防止骨屑堵塞吸引管路。②安装髋臼杯假体：选择与最后一次髋臼锉型号相同的髋臼杯，将髋臼杯安装底盘与螺纹内接杆连接，完成整体相连；将髋臼杯置于已锉好的髋臼中心，用 45°调整角度，将髋臼杯旋入至髋臼杯顶部使其完全接触；关闭髋臼杯底部 3 个窗口，用打入器将与髋臼杯型号一致的聚乙烯臼衬轻扣入内，并检查臼衬以确保其牢固性。

(5)股骨假体柄置换。①扩髓：内收外旋患肢，用 Homan 拉钩暴露股骨近端，用开髓器贴近股骨后方骨皮质开髓；将髓腔锉与滑动锤连接，用滑动锤打入髓腔锉，直至髓腔锉与骨皮质完全接触。在整个扩髓过程中，使用髓腔锉原则为由小到大，逐渐递增地进行使用。②安装假体柄：用轴向打入器将假体试柄打入股骨干髓腔内；安装合适的试头；复位器复位；确定假体柄、假体头的型号后逐一取出假体试头、假体试柄；冲洗髓腔并擦干。③安装假体：将与试柄型号相同的假体打入髓腔（方法同安装试柄、试头），假体进入后进行患肢复位，检查关节紧张度和活动范围。注意在置换陶瓷头的假体时必须使用有塑料垫的打入器，以免打入时损坏陶瓷头。④缝合伤口：缝合伤口前可根据实际情况在关节腔内和深筋膜浅层放引流管；然后对关节囊、肌肉层、皮下组织、皮肤等进行逐层缝合。

3.术后处置

为患者擦净伤口周围血迹并包扎伤口；检查皮肤受压情况，固定引流管，护送患者入复苏室进行交接。处理术后器械及物品。

(二)围术期特殊情况及处理

1.对全髋置换的手术患者进行风险评估

股骨头缺血性坏死的疾病有一个渐进的演变过程，患者大多为高龄老人，又有功能障碍或卧床史，术中可能出现各种并发症，甚至心跳、呼吸骤停。所以要对患者进行风险评估，评估重点内容如下：①有无皮肤完整性受损的风险。②有无下肢静脉血栓形成的风险。③有无坠床的风险。④有无假体脱位的风险。

2.防止髋关节手术部位错误

髋关节为人体左右侧对称部位，易发生手术部位错误的事故。故在全髋关节置换手术前必须严格实施手术部位确认，具体措施如下。

(1)手术图谱：术前主刀医师根据影像诊断与患者及其家属共同确认手术部位，并在图谱的相应部位做好标识，让患者及家属再次确认后，在图谱的下方签名。

(2)标识部位：术前谈话时，在手术图谱确认后，主刀医师用记号笔在患者对应侧的手术部位画上标识。

(3)术前核对：巡回护士与主刀医师、麻醉师共同将手术图谱与患者肢体上手术部位标记进行核对，同时，让可以配合的手术患者口述手术部位。任何环节核对时如有不符，先暂停手术，必须核对无误后再行手术。

3.对外来器械进行管理

用于髋关节置换的特殊工具和器械由医疗器械生产厂家提供，不归属于医院,属于外来器械。如果对于外来器械疏于管理,必将造成手术患者术后感染等一系列严重的并发症,这对于手术患者和术者都无疑是"一场灾难"。因此,外来器械送入手术室后,必须严格按照外来器械使用流程进行管理,包括外来器械的准入、接受、清洗、包装、灭菌和取回。每一环节都应严格按照相关流程执行。

4.预防髋关节假体脱位

手术团队人员掌握正确的搬运方法是杜绝意外发生的关键。按常规搬运方法搬运全髋关节置换术后的手术患者,会因为搬运不当造成手术患者的假体脱位。

(1)团队分工:麻醉师负责头部,保证气管插管的通畅;手术医师负责下肢;巡回护士负责维持引流管路,防止滑脱;工勤人员负责平移手术患者至推床。

(2)要求:手术患者身体呈水平位移动,双腿分开同肩宽,双脚外展呈"外八字"。避免搬运时手术患者脚尖相对,造成假体脱位。

二、下肢骨折内固定手术的护理配合

骨折的患者往往有外伤史,详细了解患者受伤的时间、地点、受伤的力点、受伤的方式(如高空坠落、机器碾压、车祸撞击、运动损伤、跌倒等)、直接还是间接致伤,闭合性还是开放性伤口及伤口污染程度等可以协助诊断,对采取合适的治疗方法起着决定性作用。患者无论发生在骨、骨骺板或关节等处的骨折,都包含骨皮质、骨小梁的中断,同时伴有不同程度的骨膜、韧带、肌腱、肌肉、血管、神经、关节囊的损伤。骨折的诊断主要依据病史、损伤的临床表现、特有体征、X线片。在诊断骨折的同时要及时发现多发伤、合并伤等,避免漏诊。

(一)主要手术步骤及护理配合

1.手术前准备

(1)体位与铺单:患者采取全身麻醉,仰卧位,消毒范围为伤侧肢体,一般上下各超过一个关节,按下肢常规铺巾后实施手术。

(2)创面冲洗:为防止感染,必须对创面进行重新冲洗,常规采用以下消毒液体:①0.9%生理盐水:20 000～50 000 mL,冲洗的液体量视创面的洁净度而定,不可使用低渗或高渗的液体冲洗,以免引起创面组织细胞的水肿或脱水。②过氧化氢(H_2O_2):软组织、肌肉层用 H_2O_2 冲洗,使 H_2O_2 与肌层及软组织充分接触,以杀灭厌氧菌。③灭菌皂液:去除创面上的油污。

(3)使用电动空气止血仪:正确放置气囊袖带,并操作电动空气止血仪,压迫并暂时性阻断肢体血流,达到最大限度制止创面出血并提供清晰无血流的手术视野,同时防止电动空气止血仪使用不当造成手术患者的损伤。

2.主要手术步骤

(1)暴露胫骨干:传递 22 号大圆刀切开皮肤,电刀切开皮下组织、深筋膜,暴露胫骨干。

(2)骨折端复位:清理骨折端血凝块,暴露外侧骨折端;点式复位钳 2 把提起骨折处两端,对齐进行骨折端复位。

(3)骨折内固定。①选择器械:备齐钢板固定需要的所有特殊器械。②选择钢板:选择合适钢板,折弯成合适的角度。③固定钢板:斜面骨折处上采用拉力螺钉起固定作用,依次采用钻孔、测深、螺丝钉转孔、上螺丝固定几个步骤。④固定钢板:依相同方法上螺钉固定钢板。⑤缝合伤口:冲洗伤口,放置引流,然后对肌肉层、皮下组织、皮肤等进行逐层缝合。

3.术后处置

为手术患者擦净伤口周围血迹并包扎伤口;检查皮肤受压情况,固定引流管,送回病房并进行交接。处理术后器械及物品。

(二)围术期特殊情况及处理

1.用空气止血仪减少伤口出血

空气止血仪具有良好的止血效能,如伤口依旧出血不止,则应按照上述规定,检查仪器的使用方法是否正确、运转是否正常等。

(1)袖带是否漏气:因为一旦漏气,空气止血仪的压力就会下降,止血仪将肢体浅表的静脉,但深层的动脉未被压迫,这样导致患者手术部位的出血要比不上止血带时更多。此时,应该更换空气止血仪的袖带,重新调节压力、计算时间。

(2)开放性创伤时袖带是否正确使用:开放性创伤的肢体在使用空气止血带前一般不用橡胶弹力驱血带,因此手术开始划皮后切口会有少量出血,这是正常的。为了减少出血,可先抬高肢体,使肢体静脉血回流后再使用空气止血带。

2.术中电钻发生故障的原因

电钻发生故障的原因较多,手术室护士可采取以下方法进行排除,必要时更换电池或电钻,以便手术顺利进行。

(1)电池故障:①电池未及时充电或充电不完全。②电池使用期限已到,未及时更换以至于无法再充电。③电池灭菌方法错误造成电池损坏。

(2)电钻故障:①钻头内的血迹未及时清理,灭菌后形成血凝块,增加电钻做功的阻力,降低钻速。②操作不当,误碰到保险锁扣,电钻停止转动。③电钻与电池的接触不好。

3.有效防止螺旋钻头意外折断

手术医师在使用电钻为固定钢板的螺钉钻孔时,可能会出现螺旋钻头断于患者体内的情况,这不仅会损伤手术患者,也浪费手术器材。为防止此类事件,洗手护士应该做到以下几点。

(1)术前完成钻头的检查:①钻头的锋利程度。②钻头本身是否有裂缝或损坏。③钻头是否发生弯曲变形。

(2)使用套筒:使用钻头钻孔时必须带套筒,防止钻头与手术患者的骨皮质成角而发生断裂。

(3)防止电钻摩擦生热:使用电钻钻孔时,洗手护士应及时注水,以降低钻头与骨摩擦产生的热量,这样既可有效防止钻头断裂,又可降低钻孔处骨的热源性损伤。

第五节　神经外科手术的护理

神经外科作为一门独立的学科是在 19 世纪末神经病学、麻醉术、无菌术发展的基础上诞生的。神经外科是医学中最年轻、最复杂而又发展最快的一门学科。神经外科是外科学的分支,包括颅脑损伤、脑肿瘤、脑血管畸形、脊髓病变。神经外科又可分出颅底外科、脑内镜、功能神经外科等。下面以几个经典神经外科手术为例,介绍手术的护理配合。

一、颅内动脉瘤夹闭术的护理配合

颅内动脉瘤是当今人类致死、致残最常见的脑血管病。颅内动脉瘤是脑动脉上的异常膨出部分,指血管壁上浆果样的或先天性的突起,可能是血管先天性的缺陷或血管壁变性引起,通常发生在脑底动脉环的大血管分叉处。颅内动脉瘤分类:颈内动脉瘤(30%～40%)、前交通动脉瘤(30%)、大脑中动脉瘤(20%)、大脑后动脉瘤(1%)、椎基底动脉瘤(10%)。颅内动脉瘤夹闭术手术治疗的原则是将动脉瘤排除于血循环之外,使之免于再破裂,同时保持载瘤动脉的通畅,防止发生脑缺血。

(一)主要手术步骤及护理配合

1.手术前准备

手术患者行全身麻醉,手术体位为仰卧位,患侧肩下垫一小枕,头向右倾斜

30°～45°,上半身略抬高,脑外科头架固定。双眼涂金霉素眼药膏并用眼贴膜覆盖保护,双耳塞干棉球保护,以免消毒液流入眼和耳内。头部手术皮肤消毒时,应由手术区中心部向四周涂擦,包括头部及前额。消毒范围包括手术切口周围15～20 cm 的区域。按照神经外科手术铺巾法建立无菌区域。

2.主要手术步骤

(1)铺巾:按常规皮肤消毒铺巾。

(2)切开头皮:传递22号大圆刀切开皮肤,传递头皮夹,夹住皮肤切口止血。

(3)皮瓣形成:以锐性分离法将皮瓣沿帽状腱膜下游离,并向后翻开皮瓣。

(4)骨瓣形成:传递骨膜剥离器剥离骨膜,暴露颅骨,选择合适的钻孔部位,安装并传递气钻或电钻进行钻孔,并用铣刀铣开骨瓣。

(5)切开硬脑膜:打开硬脑膜前传递腰穿针行脑脊液引流;传递蚊氏钳提夹,11 号尖刀切开硬脑膜一小口,传递解剖剪(又称"脑膜剪")扩大切口,圆针 0 号慕丝线悬吊。

(6)游离载瘤动脉:传递显微弹簧剪刀切开蛛网膜,神经剥离子协助轻轻剥开;传递脑压板,其下垫脑棉牵开并保护脑组织;传递小号显微吸引器、双极电凝暴露肿瘤邻近的血管及神经组织,逐步游离载瘤动脉的近端和远端、瘤颈直至整个瘤体。

(7)确认和夹闭动脉瘤:夹闭动脉瘤,根据情况选择合适长短及角度的动脉瘤夹蘸水后,与施夹钳一同传递。

(8)切口缝合:逐层关闭切口,放置引流,骨瓣覆盖原处并使用连接片和螺钉固定,传递圆针慕丝线依次缝合颞肌筋膜、帽状腱膜,缝合皮下组织,角针慕丝线缝合皮肤。

3.术后处置

为手术患者包扎伤口,戴上弹力帽,注意保护耳郭避免受压。检查受压部位皮肤,固定引流管,护送手术患者入神经外科监护室进行交接。

(二)围术期特殊情况及处理

1.急诊手术的术前准备

接到急诊手术通知单,立即选择安排特别洁净或标准洁净手术室,联系急诊室或者病房做好术前准备,安排人员转运患者(病情危重的手术患者必须由手术医师陪同送至手术室)。

(1)环境准备:手术室温度保持在 23～25 ℃,湿度保持在 40%～60%。严格根据手术间面积控制参观人员,1 台手术不得超过 3 名。

（2）特殊器械准备：显微持针器、显微弹簧剪刀、显微枪形镊、各种型号的显微吸引器、神经剥离子、各种型号动脉瘤夹及施夹钳、可调节吸引器、多普勒探头、多普勒血流测定仪。

（3）特殊物品准备：7～9"0"的血管缝线、"纤丝速即纱"止血材料和3％罂粟碱溶液。

（4）辅助物品准备：准备带有腰穿针留置孔的手术床及两套负压吸引装置。

同时通知手术医师及麻醉医师及时到位，三方进行手术患者安全核查，保证在最短时间内开始手术。

2.腰椎穿刺术手术体位

术前腰穿留置针的操作应在全麻后进行，避免刺激患者诱发动脉瘤的破裂出血。具体配合方法如下（图5-16）。

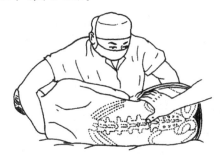

图 5-16　腰椎穿刺术

（1）调整体位：手术患者行全身麻醉后，巡回护士与手术医师、麻醉师一同缓慢地将手术患者翻转呈侧卧位，背齐床沿，头部和两膝尽量向胸部屈膝，腰背部向后弓起，使棘突间的椎间隙变宽，利于腰穿针进入鞘膜囊内，巡回护士站立于手术患者前面，帮助固定体位并保护手术患者以防坠床，配合麻醉师行腰穿。

（2）保护腰穿针头：完成腰穿留置引流后，立即用无菌小纱布保护腰穿针头，胶布固定，避免针芯脱落。

（3）确认腰穿留置针位置：手术医师、麻醉师共同将手术患者向床中央稍稍移动，其中一人用手轻扶腰穿针，巡回护士负责观察、确认腰穿留置针与手术床中央留置孔的位置相吻合后，共同将手术患者安置成仰卧位。

（4）术中监测：地面与手术床上留置孔的相应部位放置药碗（当腰穿针开放时可存取脑脊液）。加强巡视和检查，并按照要求进行相应特殊检查。

3.动脉瘤手术过程中的药物管理

对于手术台上使用的各种药物，巡回护士必须与洗手护士严格核对；无菌台上的术中用药,洗手护士必须加强管理,以防混淆或错用。

(1)药物标识规范:手术台上所有的药物以及盛放药物的容器(包括注射器、药杯、药碗)必须有明确的标识,其上注明药物名称、浓度、剂量。

(2)杜绝混淆:无菌台上第一种药物未做好标识前,不可传递第二种药物至无菌台。

(3)特殊药物的配合:当需解除血管痉挛时,递显微枪形镊夹持含有3%罂粟碱溶液的小脑棉湿敷载瘤动脉5分钟。

(4)严格区分放置:注射药、静脉输液、消毒液必须严格区分放置,标识清晰。外观相似或读音相近的药物必须严格区分放置。

4.颅内动脉瘤过早破裂

颅内动脉瘤破裂是手术中的危急情况,必须及时、恰当处理,主要方法包括以下几种。

(1)指压法:巡回护士或台下医师协助压迫颈动脉,手术医师在颅内暂时阻断载瘤动脉,制止出血,同时处理颅内动脉瘤。洗手护士传递两只大号吸引器,手术医师迅速清除手术视野内的血液,找到动脉瘤破口,立即用其中一只吸引器对准出血点,迅速游离和处理动脉瘤。

(2)吸引器游离法:洗手护士传递大号显微吸引器,手术医师将动脉瘤吸住后,迅速夹闭瘤颈,该法适用于瘤颈完全游离,如使用不当可引起动脉瘤破口再次扩大。

(3)压迫止血法:洗手护士根据要求传递比破口小的锥形吸收性明胶海绵,手术医师将起头端插入动脉瘤破口处,并传递小型脑棉,在其外覆盖,同时传递小型显微吸引器轻压片刻后,迅速游离动脉瘤。

(4)双极电凝法:仅适用于颅内动脉瘤破口小且边缘整齐的情况下。洗手护士准确快速传递双极电凝镊,手术医师用其夹住出血部位,启动电凝,帮助止血。

5.脑棉的使用和清点

神经外科手术风险大、难度高、手术时间长,脑棉的清点工作是神经外科手术护理的重点和难点,应按照以下方法进行。

(1)术前清点:术前洗手护士应提前洗手,保证充分的时间进行脑棉的清点和整理。由洗手护士和巡回护士两人共同清点脑棉,并记录于手术护理记录单上。清点脑棉时应特别注意,脑棉以10块1包装,每台手术以50块为基数。清点脑棉时需细致谨慎,应及时发现是否存在两块脑棉重叠放置的现象。此外必须检查每一块脑棉的完整性,确认每一块脑棉上带有牵引线。

（2）术中管理：传递脑棉时，需将脑棉平放于示指的指背上或手背上，光面向前，牵引线向后。术中添加脑棉也必须及时清点并记录。添加脑棉时，同样以10块的倍数进行添加。术中严禁手术医师破坏脑棉的形状，如修剪脑棉或撕扯脑棉。巡回护士应及时捡起手术中掉落的脑棉并放至指定位置。

（3）关闭脑膜前清点：必须确认脑棉的数量准确无误方可关闭并记录。关闭脑膜后必须再次确认脑棉的数量准确无误并记录。

二、后颅肿瘤切除手术的护理配合

后颅肿瘤是指小脑幕下的颅后窝肿瘤，常见有小脑、脑桥小脑角区、第四脑室、斜坡、脑干、枕大孔区肿瘤等。经临床和影像学检查证实的后颅肿瘤，除非有严重器质性病变不宜开颅者，一般均应手术治疗，根据手术部位常采用正中线直切口、钩状切口、倒钩形切口。此节以最典型和最常用的枕下正中切口后颅窝开颅术为例说明手术入路及手术配合。

（一）主要手术步骤及护理配合

1.术前准备

手术患者行全身麻醉，手术体位为俯卧位，上半身略抬高，头架固定。双眼涂金霉素眼药膏并用眼贴膜覆盖保护，双耳塞棉花球保护，以免消毒液流入眼和耳内。头部手术皮肤消毒时，应由手术区中心部向四周涂擦。消毒范围要包括手术切口周围 15～20 cm 的区域。按照神经外科手术铺巾法建立无菌区域。

2.手术步骤

（1）常规皮肤消毒铺巾。

（2）切开头皮：传递 22 号大圆刀切开皮肤，传递头皮夹，夹住皮肤切口止血。

（3）牵开肌层：传递骨膜剥离器分离两侧附着于枕骨的肌肉及肌腱，显露寰椎后结节和枢椎棘突，传递乳突拉钩或梳式拉钩用于牵开肌层。

（4）骨窗形成：传递气钻或电钻在枕骨鳞部钻一孔，并传递鼻甲咬骨钳扩大骨窗，向上至横窦，向下咬开枕骨大孔，必要时咬开寰椎后弓。

（5）切开并悬吊硬脑膜：传递蚊氏钳提夹，11 号尖刀切开硬脑膜一小口，传递解剖剪扩大切口，圆针0 号慕丝线悬吊。

（6）肿瘤切除并止血：传递取瘤钳分块切取肿瘤，传递止血纱布进行止血。

（7）清点脑棉，缝合硬脑膜。

（8）切口缝合：逐层关闭切口，放置引流，严密缝合枕下肌肉、筋膜，缝合皮下组织和皮肤。

3.术后处置

为手术患者包扎伤口,戴上弹力帽,注意保护耳郭,检查受压部位皮肤,固定引流管,护送患者入复苏室进行交接。处理术后器械及物品。

(二)围术期特殊情况及处理

1.小脑肿瘤切除术的术前准备

小脑手术部位深,手术复杂,对护理的配合要求高,因此,手术室护士应尽最大可能做好充分的手术准备。具体包括以下。

(1)环境准备:安排入特别洁净或标准洁净手术室,手术室温度保持在23~25 ℃,湿度保持在40%~60%。严格根据手术间面积控制参观人员,1台手术不得超过3名。

(2)特殊器械及物品准备:头架、气钻、显微镜、一次性显微镜套、超声刀、吸收性明胶海绵、骨蜡、电刀、"纤丝速即纱"、双极电凝、负压球、医用化学胶水、脑棉、显微弹簧剪、显微枪形剪、枪形息肉钳等。

(3)常规用品准备:术前了解手术患者病情、手术部位,根据手术患者的体型、手术体位等实际情况准备手术所需常规用品。

(4)抢救用品准备:充分估计术中可能发生的意外,提前准备好各种抢救用品。对出血比较多的手术如巨大脑膜瘤等,应事先准备两路吸引器。

2.患者俯卧位的摆放

摆放体位之前,巡回护士应做好充分的准备;将体位垫4~5个呈三角形放于手术床上,体位垫的大小选择根据手术患者的体型确定,体位垫上的布单应保持平整,无皱褶、无潮湿。

手术患者在患者推床上接受全身麻醉后,巡回护士脱去患者衣服,双臂放于身体两旁,用中单加以固定,防止在翻身时肩关节、肘关节扭曲受伤。然后巡回护士与手术医师、麻醉师同时将患者抬起缓慢翻转到手术床上呈俯卧位;注意其中手术医师托住患者颈肩部和腰部,巡回护士托住患者臀部和窝部,麻醉师注意避免气管插管、输液管及导尿管脱落;同时应注意保持头、颈、胸椎在同一水平上旋转。翻转成功后巡回护士根据需要调整体位垫,保证胸腹悬空不受压,四肢处于功能位,全身各个部位得到妥善固定。

3.术中观察

术中还应巡逻护士要密切观察生命体征的变化,观察四肢有无受压、静脉回流是否畅通等。注意保持静脉通路和导尿管的通畅,特别是应手术需要在手术进行中挪动患者体位或疑似患者体位有变动时必须立即检查。常规状态下每

1～2 小时观察一次。

4.超声刀的连接和使用

脑外科专用超声刀设备较为昂贵,使用要求高,手术室护士应正确使用,以确保其发挥最大的效能。

(1)超声刀使用流程(图 5-17)。

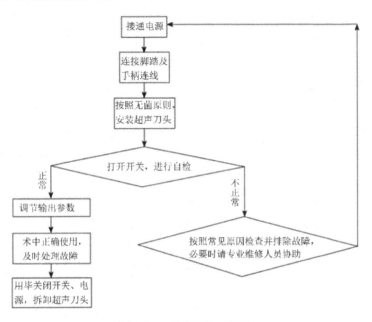

图 5-17　超声刀使用流程

(2)脑外科专用超声刀使用前的操作要点包括:①先插上电源,连接踏脚和机器,打开机器开关。检查仪器是否完好。②吸引瓶内采用一次性带止逆阀吸引袋,并连接机器。③洗手护士正确无误地衔接好超声刀手柄电线、吸引管、冲洗管并将三者合一,妥善固定,将其远端传递给辅助护士。巡回护士分别将超声刀插头、吸引管、冲洗管与机器相应插口及冲洗液连接。④巡回护士根据需要调节吸引力、超声频率、冲洗液流量至最合适的范围。

(3)脑外科专用超声刀仪使用时的注意事项:①超声刀头置于安全稳妥的地方,刀头不可触及任何物品。②及时擦净超声刀头上的血迹并吸取生理盐水保持吸引头通畅。③当仪器处于工作状态时,手远离转轴。

(4)脑外科专用超声刀使用后的注意事项:①脚踩踏脚开关,用超声刀头吸生理盐水 200 mL 冲洗超声刀头中的管腔,然后关闭电源开关。②超声刀头用湿纱布擦拭干净,禁止放在含酶的消毒液中,应送环氧乙烷灭菌。③收好电源电线、踏脚开关等物件,吸引袋按一次性医疗废弃物处理。④登记使用情况。

5.神经外科手术中显微镜的使用

显微镜是神经外科手术最为常用的仪器设备之一,护士应掌握正确的使用和维护保养方法,从而为患者提供安全的治疗,同时延长物品的使用寿命。

(1)使用前的注意事项:①接通电源,连接视频线至彩色监视器,打开电源开关。②根据手术部位调整好助手镜的位置,打开显微镜开关。检查显微镜的各项功能,如聚焦、调整平衡等。目镜的屈光度数,使图像清晰度与助手镜和监视器一样。③拉直显微镜臂,用无菌显微镜套将显微镜套好。

(2)使用中的注意事项:①洗手护士在手术显微镜下配合手术时,要特别注意显示屏上显示的手术操作及进展,主动与主刀医师配合。②传递器械动作幅度要小,做到轻、稳、准。做到一手递,一手接,保证医师在接后即能用。③传递脑棉时,根据需要将不同大小的脑棉传递到医师的视野内。④做各种操作时绝对不可倚靠及碰撞手术床及显微镜底座,以免影响手术区域及操作。

(3)使用后的注意事项:①关闭手术显微镜光源,打开固定器,将显微镜推离手术区。②将手术显微镜镜臂收起,缩至最短距离,注意保护镜头。③关闭总电源,收好电源线和视频线,将手术显微镜放置原位,固定底座开关。④取下手术显微镜套后,应检查手术显微镜上有无血迹,清洁擦拭干净。⑤按要求在专用登记本上记录显微镜使用状况。

(4)保养的注意事项:①手术显微镜的镜头是整个机器的心脏,非常娇贵,所以每次使用后,要用镜头专用纸清洁镜头,禁用粗糙的物品擦拭,防止出现划痕,影响镜头的清晰程度。②勿用乙醇、乙醚等有机溶剂擦拭镜身,可用软布蘸水擦拭;各个螺丝和旋钮不要拧得过紧或过松。③关闭显微镜时,要先将调节光源旋钮旋至最小,再将光源电源关闭,最后关闭显微镜电源开关,以延长灯泡的使用寿命。④随时记录手术显微镜的使用情况、性能、故障及解决方法。⑤手术显微镜应放置于干净、干燥通风的地方,注意避免碰撞。⑥显微镜通常处于平衡状态,无特殊要求,不要轻易调节。⑦专人负责检查,设专用登记本,每次使用后需登记情况并签名。⑧每3个月由专业人员做一次预防性维修和保养,每年进行1次安全性检查。

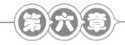

器官移植护理

第一节 概 述

一、专业名词

(一)移植

移植是指将某一部分具有活性的细胞、组织或者器官以手术或其他方式放置于另一个体的体表或内部,以用来取代或修复某些功能的方法。

(二)器官移植

即为人的同种异体器官移植,是指将人体内脏器的部分或者全部,在保留其整体组织结构及生物活性和功能的情况下,通过外科方式植入人体内以替代或辅助原有器官功能,达到维持生命和改善生活质量的目的。

(三)移植物

某一个体的有活性的细胞、组织器官。

(四)供体

提供移植物的个体。

(五)受体

接受移植物的个体。

二、分类

(一)按遗传学关系

1.自体移植

移植物来源于受体本身的细胞、组织或器官。较为常见的是患者烧伤后,将完好的具有活性的皮肤移植到烧伤处,优点在于易成活,无排异性;缺点是供体有限。

2.同质移植

移植物来源于基因相同的个体。主要是指同卵双生子之间的器官移植,优点在于基因几乎相同,较少排斥反应;缺点是供体选择性少。

3.同种异体移植

同种异体移植是最为常见的移植类型,指供体与受体为同一种群,一般指的就是人与人之间移植,包括细胞、组织或器官,优点是可选范围较大;缺点在于供受体之间组织相容性抗原的不同,移植后易发生排斥反应。

4.异种移植

移植物来源于不同种族,如将猪的角膜移植到人体,优点是移植物来源丰富,重复性强;缺点是移植后可引起强烈的排斥反应。

(二)按部位不同

1.原位移植术

移植物放置于受者该器官原来的解剖位置,常见的为心脏移植。

2.异位移植术或辅助移植

移植物放置到非该器官的原解剖位置,常见于肾移植。

3.原位旁移植术

移植物放置到该器官解剖位置的边上,称为原位旁移植,常见于辅助肝移植。

三、成熟的器官移植手术

常见的成熟器官移植手术如原位肝移植术、肺移植、心脏移植、心肺联合移植、肾移植、胰腺移植、胰肾联合移植、小肠移植等。

四、术前组织配型

以下配型标准用于受者的选择。

(1)受者的选择主要基于 ABO 血型匹配及器官的体积相近。

(2)交叉配型阴性(如阳性只作为相对禁忌)。

(3)受者 HLA 配型,只在受者数量相当大的时候才必要。

(4)组织配型、交叉配型和细胞毒性 HLA 抗体数据对再移植的受者与高敏感移植受者意义较大。

五、术后常见的免疫抑制剂

(1)环孢素:如新山地明、田可、环孢素 A。

(2)他克莫司:如普乐可复。

(3)霉酚酸酯:如骁悉、赛平可、米芙。

(4)雷帕霉素:如雷帕鸣、宜欣可、赛莫司。

(5)咪唑立宾:如布累迪宁。

(6)硫唑嘌呤。如硫唑嘌呤。

(7)糖皮质激素:如泼尼松。

六、术后排斥反应

(一)超急性排斥反应

超急性排异反应可以在器官移植后数分钟内发生,是因为受体血液循环中存在着抗新脏器的抗体,其结果是使新移植的脏器在数小时内发生衰竭。超急性排异反应在肾脏移植和心脏移植中比较常见,在肝脏移植中比较少见。

(二)加速性排斥反应

加速性排斥反应多数发生于术后 2～5 天,是一种严重的排异反应,常使移植物功能迅速丧失。表现为术后一段时间移植物各项血液化验指标趋于恢复,而后出现血液化验多项指标迅速升高,可伴有腹胀、移植区胀痛和压痛。

(三)急性排斥反应

急性排斥反应是由 T 细胞介导的排斥反应。其发生率可高达 70％～80％,很少在术后 5 天之内发生。主要临床表现为发热、腹泻、食欲缺乏和移植区胀痛。

(四)慢性排斥反应

慢性排斥反应多发生在术后数月或数年内,也可在急性排斥后继发。其病程进展缓慢,往往呈隐匿性,但会伴随移植物终身,药物或其他治疗方法只能延长器官功能减退或丧失的时间。

七、器官移植后的保养

(一)饮食

由于一些免疫抑制剂(抗排斥药物)可能引起高血压、高血脂及高血糖等,所以平时饮食总体而言应多吃蔬菜,补充维生素,优质蛋白(鱼肉、鸡蛋),低脂、低盐。适量补充水果,如苹果、香蕉、西瓜等。忌烟、酒及人参类滋补品。每天保证充分的饮水,并注意劳逸结合。每天定时开窗通风,户外适当的散步(空气新鲜,绿化多的地带进行)。注意按时服药,定期随访。

(二)体力劳动

器官移植术后经过一段时间的休养,精神和身体状态都有所恢复。一般来说,术后半年左右可以参加工作,先从事半日工作,待 4 个月后可改为全日工作。另外,器官移植患者出院 3 个月后,若无特殊情况,一般可参加轻体力劳动,如家务劳动,但应避免过分劳累的体力劳动,注意防止移植物的损伤。

(三)出院随访

1.定期检查

由于移植手术后的排斥反应有多种表现,甚至术后几十年仍会出现排斥现象,所以长期坚持定期检查至关重要。一般而言,移植手术后的前 3 个月内,每周应就医检查 1 次;术后 3~6 个月,每半个月检查 1 次;半年到 1 年内,1 个月检查 1 次;1 年以上 2 个月检查 1 次。定期检查还有助于预防高血压、心血管疾病、糖尿病等并发症的发生。

2.固定随访医师

由于器官移植患者术后的排斥监测是一个长期过程,各项体征指标的连续解读对确定后期治疗方案和用药方案尤其重要。所以移植患者在术后的定期检查中应该固定医师,最好为手术实施医师,这有助于医师加深对患者的了解,以及对病情的长期观察和准确判断。

第二节　肾移植护理

肾移植是指通过手术的方法将某一个体活性肾脏移植到终末期肾病患者体内,使之迅速恢复原有的功能,以代偿其肾脏功能,是治疗终末期肾病的唯一有效方法。

一、术前护理常规

(一)外科术前护理常规

1.术前评估

(1)评估患者的病情、配合程度、自理能力、心理状况。

（2）评估患者的体征、饮食、睡眠、排便、既往用药情况、既往病史等。了解女性患者是否在月经期,其初潮年龄。

（3）了解患者对疾病和手术的认知程度。

2.术前准备

（1）术前检查:协助医师完成各项化验及影像学检查。

（2）遵医嘱必要时进行血型检测并备血。

（3）遵医嘱做药物过敏试验,并记录。

（4）嘱患者做好个人清洁卫生,并按相应手术进行手术区皮肤准备。注意脐部、皱褶处皮肤的清洁。

（5）遵医嘱术前一日给予镇静药,以保证良好的睡眠。嘱患者术前 12 小时禁食,术前 6 小时禁水。

(二)病情观察

1.健康史

肾病情况,其他器官功能状况,既往史,手术史,药物过敏及其他疾病病史。

2.身体状况

肾区有无疼痛、压痛、叩击痛,以及疼痛的性质、范围、程度;辅助检查包括实验室检查、影像学检查、特殊检查、咽拭子细菌培养。

3.心理及社会状况

患者心理状态,对疾病的认知程度及社会支持系统状况。

(三)心理护理

向患者详细讲解肾移植的相关知识,解除患者顾虑,减轻恐惧,增加战胜疾病的信心,以良好的心理状态接受手术。

(四)完善相关检查

除常规检查外,另行 ABO 血型相容试验及预存抗体的检测(淋巴细胞毒交叉配合试验、群体反应性抗体检测、人类白细胞抗原配型)。

(五)营养支持

鼓励患者进食低钠、优质蛋白、高碳水化合物、高维生素饮食,必要时遵医嘱给予肠内、外营养,以改善患者的营养状况纠正低蛋白血症,提高手术耐受性。

(六)术前透析

术前 24 小时内充分透析,避免高血钾及术后因血容量过多引起心脏负荷过重导致心力衰竭,保证术中及术后安全。

(七)准备术中用药和物品

静脉用抗生素、抑酸剂、大剂量激素、抗排斥药物、CT 等影像资料。

二、术后护理常规

(一)外科术后护理常规

(1)术后评估:①评估麻醉方式、手术方式、术中情况,以及用药情况。②评估术后患者的意识状态、自理能力、疼痛、皮肤及各种安全评估。

(2)密切观察患者生命体征,意识状态、瞳孔及神志等情况。遵医嘱给予心电监护。

(3)保持呼吸道通畅,及时清理呼吸道分泌物,遵医嘱给予氧气吸入、心电监护。

(4)根据手术类型、麻醉方式及神志情况取恰当体位,注意保暖,防止受凉,并注意保护患者安全。

(5)妥善固定各种引流管并保持通畅,防止扭曲、打折、受压,防止脱落,注意观察引流液颜色、性质及量,并准确记录,出现异常及时通知医师。

(6)观察手术切口有无渗血、红肿等感染征象,敷料有无脱落,保持切口部位清洁干燥。

(7)根据医嘱及病情,合理安排输液顺序及滴速,注意营养补充和饮食情况。根据手术性质、麻醉方式遵医嘱给予肠内或肠外营养,给予禁食不禁水、流质、半流质和普通饮食。维持患者营养、水及电解质、酸碱平衡等。

(8)皮肤护理:应用压力性损伤评估工具定时对皮肤进行评估,按时为患者实施预防皮肤损伤的护理措施,如给予体位垫、气垫床、骨隆突处给予泡沫敷料等,防止压力性损伤的发生。

(9)休息和活动保持病室安静,减少对患者的干扰,保证其休息。

(二)全身麻醉术后护理常规

(1)了解麻醉方式、麻醉用药种类和剂量。了解术中失血量、输血量及补液量,术中有无麻醉意外发生。

(2)妥善搬运、安置患者,根据医嘱连接心电监护、氧气、胃肠减压、尿袋、引流袋等,保持各管路畅通,并妥善固定。

(3)保持呼吸道通畅,麻醉未清醒前取平卧位、头偏向一侧,密切监测患者的生命体征及意识状态,每30分钟测量血压、脉搏、呼吸及血氧饱和度1次,可根据医嘱实施连续心电监护直至生命体征平稳。监护过程做好相关记录,发现异常及时报告医师。

(4)患者清醒后根据医嘱给予饮食或禁食水,密切观察有无恶心、呕吐、呛咳等不适。注意及时清理口腔内分泌物、呕吐物,防止舌后坠抑制呼吸。

(5)患者清醒后根据医嘱、手术部位和各专科特点决定体位。加强皮肤护理,定时翻身。

(6)做好安全护理,患者躁动时加床档或使用约束带,防止患者坠床,同时积极寻找躁动原因。

(7)密切观察患者有无反流、误吸、气道梗阻、手术部位出血等并发症发生。

(8)做好患者指导:对术后仍存在严重疼痛,需带自控镇痛泵出院的患者,应教会患者及家属正确使用及护理方法。若出现镇痛泵断裂、脱落或阻塞者,及时就医。

(三)术后疼痛护理常规

(1)准确评估、记录疼痛:评估疼痛的部位、程度、性质、持续时间、间隔时间、疼痛表达方式、疼痛加剧/缓解的因素、疼痛对患者影响有无伴随症状等;掌握疼痛评估方法;疼痛评估方法准确,评估结果客观。同时加强对患者疼痛感受的主动询问,倾听患者主诉。

(2)合理应用超前镇痛,避免术后疼痛对机体产生的不利影响。术后麻醉药物药效尚未消失时,应按计划根据医嘱及时使用镇痛药。镇痛药物使用应遵循三阶梯给药原则。

(3)避免诱发或加剧术后疼痛的因素:①创造安静的休息环境,调节光线,减少噪音,保持适宜的温度和湿度。②加强心理护理,消除患者紧张情绪,尽量使患者保持平静心情。③保持良好体位,定时更换卧位,确保患者的舒适。④通过躯体或精神上的活动,转移患者对疼痛的注意力,如深呼吸、腹式呼吸、播放音乐等方式。⑤对于因胸部疼痛影响呼吸者,应协助翻身、咳嗽,拍背时应避开切口,以不影响患者疼痛为宜;患者咳痰前可先给予止痛药,以防止因疼痛不敢咳嗽导致肺部并发症发生。

(4)做好患者教育指导:止痛前后向患者讲解止痛的方法,注意事项,可能出现的并发症等;掌握正确咳嗽的方法,协助患者变换体位,减少因身体活动不当对手术切口的压力或牵拉,缓解切口疼痛。

(四)病情观察

(1)严密监测生命体征,如体温＞38 ℃注意是否发生排斥反应或感染。

(2)准确记录液体出入量。详细记录 24 小时液体出入量,尤其要严密监测每小时尿量,并根据尿量及时调整补液速度与量,保持出入平衡。

(3)密切观察患者的精神状态,如面色、口唇颜色。

(4)监测患者的血常规、尿常规,以及肝肾功能,发现异常及时报告。

(5)观察移植肾区有无压痛、肿胀,加强对移植肾质地的检查。

(五)免疫抑制剂的应用与监测

1.免疫抑制剂的应用

肾移植患者须终身服用免疫抑制剂(除同卵双生子之间的移植外),剂型、剂量应遵医嘱正确准时给药。

2.免疫抑制剂浓度监测

按医嘱定期测定患者血药浓度,测谷值浓度应在服药前,测峰值浓度应在服药后 2 小时。

(六)饮食

能自主摄入时,应给予高蛋白、高维生素、易消化的食物,少食多餐,鼓励患者多饮水,日饮水量达 2 000～2 500 mL,防止肾血流量灌注不足。

(七)心理护理

患者肾移植术后容易产生个性变异,出现恐惧、焦虑、烦闷、消极悲观、孤独、绝望等心理反应。个别患者会怀疑异体肾的质量,害怕肾源对自己身体会产生不良影响,此时医护人员应认真了解心理变化因素,及时与患者及家属进行有效沟通,鼓励患者勇敢面对现实,树立生活信心,克服不良心理。

(八)并发症观察与护理

1.出血

密切观察敷料渗血情况及引流管引流液的颜色、量及性质变化。如患者出现冷汗、面色苍白、血压下降、脉搏快而弱等急性出血性休克征象,应及时报告医师。

2.感染

注意观察切口皮肤有无红肿、血肿、脓肿,保持切口敷料的干燥,如有渗血渗液要及时更换,注意无菌操作。若患者体温逐渐升高,无尿量减少但血肌酐上升等改变,常提示感染的存在。严格病房管理和无菌技术操作,加强消毒隔离和基础护理,确保病室符合器官移植病房的感染控制规范要求。

3.排斥反应

如患者术后5～7天突然少尿、无尿或一过性多尿、血清肌酐等指标增高,提示有移植肾功能延迟恢复,报告医师,遵医嘱恢复血液透析,定期B超检查,监测肾血流,延迟时间过长应行肾脏穿刺,了解移植肾情况。密切观察患者的生命体征、尿量、肾功能及移植肾区局部情况,体温突然升高且持续高热,伴有血压升高,尿量减少,血清肌酐上升,移植肾区肿胀感,质地变硬,伴压痛及情绪改变时,应警惕排斥反应的发生;发生排斥反应时应向患者详细讲解发生移植排斥的原因,药物治疗的效果,消除其紧张、恐惧心理;遵医嘱正确及时执行排斥的冲击治疗;抗排斥冲击治疗后如体温下降至正常,尿量增多,体重稳定,移植肾肿胀消退、质变软、无压痛,全身症状缓解或消失,血肌酐、尿素氮下降,往往提示排斥逆转。

4.尿瘘

尿瘘多发生在拔除尿管和双J支架管后,如果切口缝合处渗出液增多并可闻到尿液的气味,导尿管中的尿液减少而引流管中的引流液增多,应考虑为尿瘘。及时通知医师,行肾B超检查、检查尿肌酐和乳糜试验。

(九)健康指导

(1)注意个人卫生及饮食卫生,避免生冷及刺激性食物,禁止服用增强免疫功能的滋补品,如人参和人参制品。

(2)按时按量服用药物,不能自行增减剂量或改药,定期监测血药物浓度。

(3)合理安排作息时间,选择适当运动项目,如慢步、太极拳等。保持心情愉悦,不可劳累过度。

(4)在流行性感冒等传染病流行季节,最好不要去公共场所,以免增加感染机会。

(5)注意移植肾的保护,避免突然地弯腰、暴力冲击引起移植肾的损伤。

(6)详细介绍排斥反应可能出现的症状,及时按时复诊。定期复查移植肾B超,监测血常规、肝功能、尿常规等。

第三节　肝移植护理

肝移植是指通过手术的方法将某一个体活性肝脏移植到终末期肝病患者体内,代偿其肝脏功能,是治疗终末期肝病和急性肝衰竭唯一有效方法。

一、肝移植适应证

一般来说,任何局限于肝脏的终末期疾病均适合做肝移植。

(一)良性终末期肝病

如肝炎后肝硬化,酒精性肝硬化,继发性胆汁淤积性肝硬化,原发性胆汁淤积性肝硬化,慢性进行性肝炎,包括慢性活动性病毒性肝炎(乙型肝炎、丙型肝炎等),自身免疫性肝炎和药物性肝炎。硬化性胆管炎、急性或亚急性肝衰竭、布-加综合征、多囊肝、初次肝移植失活、严重的遍及全肝的肝内胆管结石、自身免疫性肝病、终末期肝硬化、严重的肝外伤等。

(二)肿瘤性疾病

巨大肝血管瘤、多发肝腺瘤、肝细胞性肝癌、胆管细胞癌、肝血管内皮癌、平滑肌肉瘤、继发性肝癌(原发肿瘤已根治、半乳糖血症,尤其是内分泌肿瘤)。

(三)先天性、代谢性肝病

先天性胆道闭锁、肝豆状核变性、肝内胆管囊状扩张症、糖原累积综合征、a-抗胰蛋白酶缺乏症、酪氨酸血症等。

二、术前护理常规

(1)执行外科术前护理常规。

(2)病情观察。①健康史:患者肝病的发生、发展及诊治情况,其他器官功能状况,既往史、手术史、药物过敏及其他疾病病史。②身体状况:全身和局部情况;密切观察包括生命体征,有无水肿、贫血及营养不良;肝区有无疼痛,疼痛的性质、范围、程度及有无压痛。辅助检查有实验室检查、影像学检查、特殊检查、咽拭子细菌培养。③心理和社会支持状况。心理状态如有无抑郁、悲观、消极,心理反应类型如迫切型、恐惧型、迟疑型。④认知程度:对肝移植相关知识的了解程度及是否愿意接受肝移植手术以及手术期望值程度。⑤社会支持系统:患者对手术风险及医疗费用的承受能力。

（3）术前备血：肝移植手术因创伤大，患者本身凝血功能差、门静脉高压等致术中出血较多，术前常规一般备血 4 000 mL，血浆 2 000～3 000 mL，血小板 16 U，一定数量的清蛋白等。

（4）心理护理：了解患者心理状态和知识认知程度，有无抑郁、悲观、消极的情绪，心理反应类型如迫切型、恐惧型、迟疑型。对肝移植相关知识的了解程度及是否愿意接受肝移植手术，以及手术期望值程度。及时做好心理辅导，解除顾虑。

三、术后护理常规

（1）执行外科术后护理常规。

（2）执行全身麻醉术后护理常规。

（3）执行术后疼痛护理常规。

（4）病情观察。①维持有效呼吸：监测呼吸功能，使用呼吸机患者，根据病情调整呼吸机的各项参数，保持呼吸道通畅；脱机后注意观察呼吸情况，监测血氧饱和度及动脉血气分析等，并指导患者进行呼吸功能锻炼。②维持体液平衡：持续、动态监测患者心率、血压、血氧饱和度、肺毛细血管楔压等，以掌握患者血容量情况。监测每小时尿量、引流量、补液量等，定时监测动脉血气分析及电解质等，以了解体液平衡情况。合理安排各类液体的输注顺序和速度。③动脉测压管、漂浮导管和中心静脉导管护理：注意肝移植后患者抵抗力差，特别强调导管创口的护理、患者生命体征和中心静脉压等。

（5）营养支持：术后肝功能恢复较好的患者，给予高蛋白、高热量、丰富维生素、低脂、易消化的饮食，必要时经鼻肠管给予肠内营养支持。

（6）并发症观察与护理。①腹腔出血：腹腔出血常发生在术后 72 小时内。密切观察腹腔引流管引流液的量及性状，并准确记录，若每小时引出鲜红血性液＞200 mL 持续 1 小时以上，应报告医师。②胆道并发症：吻合口瘘多因胆道吻合技术缺陷或吻合口血供不良所致，发生于术后早期，观察患者有无腹痛、高热、腹胀，腹腔引流管内有胆汁流出。吻合口愈合过程中瘢痕形成或胆管断端血供不良，绝大多数可以通过介入治疗而治愈，如黄疸逐步加深为胆道梗阻或狭窄，胆汁过多可能是由于胆总管下段梗阻所致。③感染：常发生于术后 4 周内，可发生细菌、真菌和病毒感染，表现为肺感染和败血症，以肺感染常见，应在整个护理过程中对患者做到保护性隔离。如腹痛、发热、寒战、黄疸、肝功能异常等，为胆道感染。④排斥反应：主要是急性排斥反应，多发生在移植术后14天内，主要表现为肝区胀痛、畏寒、发热、精神萎靡、乏力、昏睡、食欲缺乏、黄疸及血胆红素和肝酶系急剧上升,最直接、反应最快的指标是胆汁量锐减、稀薄和色淡。⑤供肝失活:注意观察引流管引流液、胆汁的性质和量,正常胆汁色泽为黄褐色或金黄色,较稠厚、清而无渣。胆汁过少或无胆汁可能因肝功能障碍引起。

(7)免疫抑制剂的应用与护理:①免疫抑制剂应用是预防和治疗肝移植术后排斥反应的必要手段,必须终身服用。②免疫抑制药物毒副作用大,应在医师的指导下,根据血药浓度及肝肾功能的情况进行合理用药。③让患者及家属知道服药时间,作用持续时间,大致的作用机制及其可能发生的不良反应;加强患者在治疗中的参与意识。④向患者家属及患者详细说明免疫抑制剂的使用、不良反应及注意事项,以免患者滥用药或不了解不良反应而造成对移植器官的损伤。⑤合理正确的使用药物,早期发现不良反应。

(8)健康指导:①不吸烟、不喝酒,注意个人卫生。②室内经常通风,术后6个月内尽量不去公共场所,外出需戴口罩。③不接触花粉、小动物,以免感染病毒、细菌、寄生虫。④饮食指导:尽量减少海鲜类产品及动物内脏类食物,忌食提高免疫功能的食物及保健品,不吃柚子,因为柚子会影响肝脏对免疫抑制剂的代谢。⑤带 T 形管出院患者,教育患者要保持 T 形管周围皮肤及敷料清洁、干燥,按时换药,防止 T 形管扭曲、打折、受压或脱出,防止胆汁逆流感染,术后 3~6 个月拔管。⑥定期复诊:定期检查肝肾功能、监测血常规、出凝血时间,复查肝脏 B 超,必要时行肝脏 CT 检查。⑦术前为慢性乙型肝炎患者,术后必须坚持抗病毒治疗。

四、血型不合肝移植的护理

肝脏作为免疫特惠器官,移植术后的排斥反应发生率远比其他实质器官移植低,加之新型免疫抑制剂的不断问世以及移植手术管理水平的提升,肝移植得到飞速的发展。但是供肝来源的困难仍是临床肝移植面临的严峻问题。自2000 年日本学者 Todo 等首次报道血型不合肝移植以来,血型不合的肝移植一直备受争议,而肝脏对于抗体介导的排斥反应具有较好的耐受性的特点使得肝移植的排斥反应较其他器官移植弱一些,随着各种治疗手段的提高,肝移植中供受体血型不合仍占有一定的比例,国内血型不合的肝移植已有相关报道,其中血型不合肝移植主要包括 ABO 血型不合肝移植与 Rh 血型不合肝移植。

(一)ABO 血型不合肝移植的护理

人类 ABO 血型抗原不仅存在于红细胞表面,同时存在于移植肝脏的血管内皮、胆管上皮和肝窦内皮细胞表面,当血型不合的供肝植入病人体内后,受体体内的天然抗体的抗 A、B 凝集素可直接与移植物血管内皮细胞上的抗原相结合,形成抗原抗体复合物,引起一系列补体反应,激活补体系统,迅速破坏移植物内的血管网,引起广泛血栓,导致移植物失去功能。因而 ABO 血型不合肝移植术后容易发生抗体介导的免疫反应。在无合适供体的紧急情况下,ABO 血型不合的肝移植可作为急性肝功能衰竭病人的重要选择。近年来,随着肝移植技术及治疗方案的改进,关于 ABO 血型不合肝移植治疗的效果也得到很大的提高,但由于血型不合肝移植术后出现术后排斥反应等并发症的概率较高,同时由于血型不合肝移植围术期需多次进行血浆置换术增加了感染的机会,因而 ABO 血型不合肝移植护理较同型肝移植的护理难度增大,应加强并发症的观察,及早发现异常通知医师给予正确的处理措施。ABO 血型不合肝移植的护理措施如下。

1.心理护理

由于 ABO 血型不合肝移植的风险较同型肝移植风险大,病人及家属通常伴有严重的焦虑及恐惧情绪,担心移植手术是否能够成功,对疾病预后担心。护士应根据病人个体的差异,了解病人的心理负担,对病人实施心理护理,对病人及家属进行健康教育指导,尤其是术后急性排斥反应的发生的原因及表现,以便及早发现病情变化。

2.一般护理

术后给予病人持续心电监护,严密观察生命体征变化,根据病人的心率、血压、中心静脉压及液体出入量调整输液量及速度。根据病人的血压调整血管活性药物的剂量,使病人的血压维持在正常范围,气管插管期间加强气道管理,并根据病人的肺功能情况尽早拔除气管插管。观察病人血氧饱和度及氧分压的变化,并给予病人雾化吸入、振动排痰等肺部物理治疗,防止肺部感染。监测病人术后肝功能的变化,做好引流管的观察与护理,对于引流液的颜色及量出现变化时,及时通知医师,早期密切监测病人是否存在排斥反应的征象。

3.术后并发症的观察及护理

(1)排斥反应:血型不合肝移植急性排斥反应多发生在移植术后 1～2 周。抗排斥方案为巴利昔单抗术中及术后第 3 天应用,联合他克莫司＋霉酚酸酯＋激素的免疫抑制,并在术后应用人免疫球蛋白预防排斥反应。护理中应加强对病人体温的监测,观察病人是否存在低热、盗汗现象,发热病人通常给予物理降温,术后每 4 小时监测一次血糖,血糖维持在 8.0 mmol/L 以下,注意观察病人有无乏力、食欲减退、腹胀、肝区胀痛、胆汁量锐减、质稀色淡、转氨酶和胆红素升高、腹部 B 超有无肝脏肿大等。定期查血象,留取大便常规,观察消化道出血情况的发生,以便及早发现排斥反应的发生。常规监测血药浓度和抗体滴度,抗体滴度>1∶8 均采取血浆置换治疗。

(2)出血的观察:因供肝血型不合,移植物中的 A、B 抗原还可刺激受体,引起溶血性贫血和血小板减少。术前凝血机制差,同时由于术后常规应用前列地尔、低分子肝素皮下注射、口服华法林或阿司匹林等药物抗凝治疗,因此病人术后极易发生出血,术后应注意观察病人是否出现血压下降表现、切口及牙龈等处存在出血倾向及腹腔引流液是否存在血性且引流量逐渐增多,定期监测凝血功能、血小板含量、纤维蛋白原含量及大便潜血情况,如有上述出血倾向应立即通知医师。

(二)Rh 血型不合肝移植的护理

人类 Rh 血型系统主要包括 D、C、c、E、e 等抗原,其中 D 抗原具有很强的免疫原性,是重要的输血反应性抗原。红细胞上含有 D 抗原者称为 Rh 阳性,不含有 D 抗原者称为 Rh 阴性。Rh 阴性血型较罕见,且各种族间具有明显差异。Rh 阴性在欧美国家人群比例约为 15%,而我国人群中 Rh 性比例极低,尤其汉族人群中 Rh 阴性率仅为 0.2%~0.5%,由于我国 Rh 阴性血型的供肝更为稀有,在找不到合适的同为 Rh 阴性的供体情况下,若 Rh 血型阴性的病人输血型不合器官移植可能发生严重的排斥反应,移植物抗宿主病及溶血反应,严重者可导致移植手术失败。从理论上讲,Rh 血型不合肝移植容易引起凝集素介导的免疫排斥反应,可通过血浆置换、免疫吸附及大剂量免疫抑制剂的应用来克服。Rh 抗原主要位于红细胞表面,在肝实质细胞中并不存在,而且人体一般不存在天然 Rh 抗体,抗-D 的产生几乎都是通过输血或妊娠机体接触 D 抗原红细胞后免疫产生,绝大多数 D 抗原阴性者接受一个单位 D 抗原阳性血后,预期会产生抗-D。而在供肝保存和处理中,肝动脉及门静脉灌洗液的反复冲洗,可以使得供肝内 Rh 阳性积血极少残留,使得 Rh 阴性受者接受 Rh 阳性供肝后产生抗-D 的可能性显著减小。此外,与 ABO 血型相比,Rh 血型不合引起的输血反应发生较慢,全身反应亦较轻。Rh 血型不合肝移植的护理措施如下。

1.一般护理

术后需监护病人的生命体征,密切观察并记录病人体温、脉搏、呼吸、中心静脉压及血压的变化,观察各种引流管路的引流量及性质,早期给予营养支持,减少术后并发症,对于术后胃肠道功能尚未恢复的病人通常采用肠外营养支持,逐步过渡到经口进食。

2.并发症护理

(1)急性排斥反应:Rh 阴性的移植病人如在严格抗体筛查试验后输入大量的 Rh 阳性血液不会引起近时期发生超急性或急性排斥反应的概率,但是对于年轻的女性病人及曾经输过 Rh 阳性血液的病人仍需小心急性排斥反应的发生。应严密监测血清中特异性抗体,警惕急性排斥反应。通常急性排斥反应发生于术后 1~2 周,主要观察病人是否出现畏寒、发热、乏力、腹胀、肝区疼痛及黄疸等表现,注意监测血胆红素及肝酶是否出现急剧上升的表现,胆汁是否出现锐减是发生急性排斥反应最直观且反应最快的指标。

(2)溶血反应:①Rh 血型不合的移植可发生输血相关性移植物抗宿主病,进而导致溶血。因 Rh 系统一般无天然抗体,需经免疫才能产生,可由输血或妊娠免疫产生,加用酶或抗人细胞蛋白试验配血,可避免由 Rh 不完全抗体所引起的输血反应。②Rh 血型不合引起的输血溶血反应通常在输血后 10 天内发生,有些病人可在输血后更长时间后发生,距离输血时间越短病情越凶险。因而输血过程及输血后 3~21 天应高度警惕输血反应的发生,经常巡视病人,观察病人是否伴有荨麻疹、乏力、发热、一过性巩膜黄染、头晕、恶心呕吐及腰背痛等表现,及早发现病人输血反应的发生,严重病人可合并有血压下降、脉搏细速、呼吸困难及血红蛋白尿等症状,一旦发生异常立即通知医师。

五、抗排斥药漏服或错服

(一)发现漏服时的处理

若延误时间较短应尽快补用前剂量,若发现时已经到下 1 次服用时间(漏服 1 次的剂量),应立即联系移植中心,酌情加量,若漏服时间较长,重新开始服药同时需检测血药浓度、器官功能情况,同时在其后至少 1 周时间内密切注意是否出现排斥反应的征兆,若发生排斥或者毒副作用则给予相应处理。需注意的是,不管是漏服或是错服,对于患者来说切不可擅自加量或减量,以免导致严重的排斥反应。一旦发生漏服或是错服,请立即与移植中心联系。

(二)发现错服时的处理

1.时间错误

修正服用时间,检测血药浓度,检测器官功能情况,若发生排斥或者毒副作用则给予相应处理。

2.剂量错误

修正服药剂量,根据血药浓度调整剂量,控制血药浓度在合适范围,检测移植器官及其他情况,发生排斥或毒副作用则给予相应处理。

3.服用药物种类错误

根据错服药物,进行相应处理。

第四节　心脏移植护理

心脏移植是指针对晚期充血性心力衰竭和严重冠状动脉疾病进行的外科移植手术,是将已判定为脑死亡并配型成功的人类心脏完整取出,植入所需受体胸腔内的同种异体移植,从而延长患者的生存期和改善生活质量。

一、术前护理常规

(1)执行外科术前护理常规。

(2)术前护理常规。①术前准备:行痰、尿的细菌培养,血型鉴定;行淋巴细胞毒性交叉试验及 HLA 配型。②重要脏器评估。对左心功能的评估,活动耐力很差,稍一活动就气喘或登一层楼即感呼吸困难者,需半卧位不能平卧休息者;对右心功能评估,患者有肝大、腹水者提示右心功能不全,手术耐受力下降,对强心、利尿治疗无效者更应提高警惕;

对呼吸功能评估,首先询问患者有无慢性支气管炎、肺气肿、哮喘病史,近期有无呼吸道感染表现,咳嗽、咽部疼痛、体温升高等,若有急性呼吸道感染者必须治愈后方能手术;对肾功能评估,体外循环破坏血液有形成分,加上有时循环不稳定,易致肾衰竭,术前患者血液尿素氮、肌酐应在正常范围内,了解近期每天尿量,了解肝、肾功能化验结果。高于正常者应重复检查,找出病因,给予治疗,最好待肾功能正常后手术,否则将增加手术危险性。对肝功能评估,患者血清转氨酶、总胆红素升高超过正常值 1 倍以上者不宜手术,待治疗后复查,转为正常时再手术,血清蛋白<35 g/L 者应输入清蛋白治疗,凝血酶原时间>14 秒者给予维生素 K_1 治疗后手术。

(3)术前生理评估:了解患者体液与水、电解质平衡情况,查看入院后有关化验结果;了解患者血压、脉搏,并观察有无水肿、发绀、呼吸急促等现象;了解近期药物的应用情况如抗凝剂、抗生素、利尿剂、糖皮质激素、抗高血压药、抗心律失常药、强心剂;了解神经系统基本情况,有无癫痫史。

(4)社会-心理评估:通过交谈了解患者对手术的信心与压力,鼓励患者说出各种忧虑和感受,并为其提供有关手术的正确信息,了解心理支持的水平;移植后患者接受新的生活方式的可能性及移植后的依从性。

二、术后护理常规

(1)执行外科手术后护理常规。

(2)执行全身麻醉术后护理常规。

(3)执行术后疼痛护理常规。

(4)血流动力学监护和护理,维持良好的血流动力学稳定性。①心率:给予异丙肾上腺素调节心率,心率过慢者可应用异丙肾上腺素 $0.5\sim1\ \mu g/min$(成人),增加心肌收缩,提高心率。术后至少持续 4 天。②呼吸:用呼吸机辅助呼吸,听诊双肺呼吸音并评估呼吸状况。及时检查动脉血气,保持 PaO_2 $>10.7\ kPa$(80 mmHg),$PaCO_2$ 在 $4.0\ kPa$(30 mmHg)左右,pH 在 $7.35\sim7.45$,多数患者可在术后 12 小时之内停用呼吸机,拔出气管插管。③血压:可适量应用硝酸甘油、前列地尔或硝普钠减轻心脏后负荷,维持平均血压 $9.3\sim10.7\ kPa$(70~80 mmHg)。④血容量:维持患者血容量和肾灌注。应用微量泵输入多巴胺、多巴酚丁胺各 $2\sim5\ \mu g/(kg\cdot min)$,必要时可加用肾上腺素支持循环;必要时输入相应的成分,如血浆、浓缩红细胞或全血维持 CVP(中心静脉压)$1.1\sim1.6\ kPa$(8~12 mmHg),保证尿量$>1\ mL/(kg\cdot min)$;观察液体超负荷的症状和体征,X 线检查有无肺部充血,颈静脉有无怒张。

(5)维持良好的通气功能。①根据病情可用常规通气或单侧通气,分别设定。②观察呼吸状态,监测血氧饱和度,每侧肺呼吸机预值,每调节一次呼吸机后 30 分钟复查血气。③听诊双肺呼吸音,注意有无水泡音,行胸部 X 线片,有无肺水肿征象。检查颈部、胸部,压之有无捻发音,观察有无气泡从引流管排出。④吸痰要严格无菌操作,动作轻柔不宜过深。⑤气管插管套囊压力 $2.0\sim2.5\ kPa$(20~25 cmH_2O),每班监测一次。⑥拔出后给予双孔导管或面罩湿化吸氧(4~6 L)。⑦鼓励深呼吸及有效咳嗽:在吻合口以下气管黏膜反射差,患者无法感知有痰否,因为无神经肺缺乏神经保护,咳嗽反射抑制,气管纤毛上皮功能受损。⑧按医嘱应用支气管抑制剂,监测支气管痉挛发作次数。⑨监测液体出入量:在维持容量的前提下按医师要求适度负平衡,及时处理代谢性碱中毒。

(6)病情观察:①连接呼吸机,听诊双肺呼吸音并评估呼吸状况。②评估静脉注射装置,调整滴速,核准溶液种类,并做标记。③监测每天液体出入量,每天称体重(或 2 次/周)。④观察切口敷料是否清洁,引流管是否通畅,引流液性质、颜色及量。⑤观察患者有无引流量骤然减少,中心静脉压上升,血容量下降,尿量较少,奇脉,皮肤湿冷,出现花斑等心包填塞的临床表现。⑥维持血钾在 4.5～5.0 mmol/L,观察患者有无房性期前收缩,遵医嘱及时应用普罗帕酮或胺碘酮治疗,有无室性心律失常,一般给予利多卡因静脉推注或微量泵持续输入。

(7)注意事项。①充分认识移植的心脏是去神经的,切断神经 12 小时候其末梢不再有神经递质释放。因此移植后心脏对儿茶酚胺的敏感性及迷走神经张力抑制缺乏,均在心率失常发生时起到重要作用。②凡通过交感神经和迷走神经作用的药物对移植心脏均无直接作用(如阿托品),而异丙肾上腺素敏感,移植后心脏较僵硬,每搏输出量相对固定,因而心排血量是相对固定,心排血量将经常随敏感的心率而变化,有时暂停更换异丙肾上腺素溶液时亦可使血流动力学变化。③免疫抑制剂的应用:监测血尿素氮、肌酐、肝功能、血清胆红素及肝酶等;维持免疫抑制剂的血药浓度;观察受体有无头痛及震颤、癫痫状态;注意口腔清洁,应用硫唑嘌呤或吗替麦考酚酯片,监测白细胞计数<$4×10^9$/L,血小板计数<$50×10^9$/L 应及时通知医师;应用糖皮质激素时应观察有无应激性溃疡,胃液 pH<4,应予抗酸剂,皮肤护理每班至少 1～2 次,注意治疗用低盐饮食防止钠潴留;应用多克隆抗体或单克隆抗体应注意观察体温及有无腹泻现象;应用抗病毒药物时应注意有无骨髓抑制征象,监测白细胞及中性粒细胞。

(8)并发症观察与护理。①感染:监测体温 37.5 ℃以上及时摄胸部 X 线片,做痰培养;听诊深呼吸音,观察痰的性质;观察切口有无红肿、疼痛及分泌物,定时更换敷料;观察口腔黏膜、皮肤;按时更换动脉、静脉延长管(72 小时),以及尿袋(7 天);采集血尿标本做细菌培养;提供足够热量、水分及维生素,提高抵抗力;任何花卉及未经消毒的水果不得带入室内。②排斥反应观察:超急性排斥反应是心脏移植后立即发生或在移植后 24 小时内发生的体液免疫反应,表现为急性心力衰竭、心脏发绀、心肌出现广泛性坏死,循环不能维持,一旦出现,难以挽回,唯有再次心脏移植;急性排斥反应多发生在术后一年内,以术后 2～10 周发生率最高,急性排斥反应临床表现隐蔽,特异性不强,可出现精神萎靡、乏力、食欲下降、嗜睡、心率增快,听诊可闻及舒张期奔马律,心电图可出现各导联电压降低,T 波倒置及心律失,心肌活检是诊断急性排斥反应的可靠方法;慢性排斥反应多发生在移植 1 年之后,也有更早发生的,慢性排斥反应严重影响患者的生存质量及寿命,临床表现主要为渐进性心功能不全,当出现心功能不全时可行冠状造影检查确诊。

(9)心脏活检、肺活检术后护理:①回病房后卧床 5～6 小时,经鼻导管或面罩吸氧。②监测心电、血压、呼吸,听双肺呼吸音,观察有无呼吸困难征象。③观察痰的颜色、观察有无气胸或血胸。④观察有无心包填塞。⑤24 小时测体温 4 次,持续 3 天。

(10)健康指导:①告知患者心脏移植术后须终身服用免疫抑制剂,按时按剂量服用药物的重要性。②向患者提供药物不良反应的知识,自我监测的方法(测血压)。③向患者提供预防感染的知识,做好自我防护,尽量避免到人多的公共场合或空气状况不良的场所。④向患者提供饮食、锻炼、自我保健知识。饮食少量多餐、多吃营养丰富易消化食物。饮食中忌食人参、蜂王浆、菌菇类、红枣、菠菜等提高免疫功能的食物,适当身体锻炼,增强机体抵抗力。注意根据天气情况增减衣物,预防感冒。注意休息与睡眠。⑤保持大便通畅,过分用力排便会增加腹压,加重心脏的负担,甚至会产生严重后果。⑥定期复查,如出现发热、恶心、呕吐、食欲缺乏、关节酸痛、全身乏力等不适时及时就诊。

三、心肺联合移植术

(一)适应证

(1)先天性心脏病合并艾森曼格综合征,肺血管阻力＞10 Wood 单位。

(2)晚期心脏瓣膜疾病伴重度肺动脉高压。

(3)原发性肺动脉高压。

(4)肺纤维化和肺囊性纤维化疾病,慢性阻塞性肺病。

(5)多发性肺栓塞。

(6)肺肉芽瘤病、肺石棉沉着病、抗蛋白酶缺乏症及肺淋巴管平滑肌瘤等。

(二)术前准备

同心脏移植手术。

(三)手术步骤及手术配合

(1)体位:仰卧,背部垫高、右上肢固定于体侧,左上肢外展不超过 90°。

(2)麻醉:全身麻醉。

(3)手术切口:胸部正中切口,上端始于胸骨二窝平面下 1～2 cm,向下到剑突与脐连线的中上 1/3～1/2。

（4）常规开胸，建立体外循环。

（5）切除心脏（同心脏移植）。

（6）距左侧隔神经前各 2～3 cm 处切开心用长动脉镊、解剖剪，备中弯血管钳带 2-0 丝线结扎包，从膈肌到左肺门切除左前壁心包。

（7）切除左肺：分离左肺静脉；结扎切断胆囊钳钳夹左肺静脉、中弯血管钳带 2-0 丝线结扎并离断、左肺韧带；游离支气管，结扎支气管 0 丝线胆囊钳结扎左肺韧带、2-0 丝线结扎支气管动脉，0 丝动脉；切断左肺动脉，左支气管取出出线结扎左肺动脉，0 丝线结扎左支气管，解剖剪离断，1％活力左肺碘消毒支气管断面。

（8）切除石肺：结扎切断石肺韧带；结扎同左肺切除切断右支气管动脉；切断右肺动脉取出右肺。

（9）切断气管：用纱氏钳、1 号尖刀切断气管，备 1％活力碘棉球消毒气管断端。

（10）吻合气管：用 5-OProlene 连续缝合膜部，然后用"8"字缝合软骨环

（11）心脏移植：用 3-OProlene 连续缝合右心房，4-OProlene 连续缝合主动脉和按右心房 - 主动脉 - 肺动脉的次序肺动脉缝合心脏。

（12）开放主动脉：升温，拔除灌注针，排用槽针和小帽，备好除颤器，电击复跳气，开放主动脉阻断钳。

（13）常规辅助、拔管、止血、关胸。

第五节　肺移植护理

肺移植是治疗终末期肺疾病的唯一治疗方法，适用于不可逆终末期肺病预计寿命不超过 28 个月，日常活动明显受限，心功能良好，心理状态较好的患者。

一、术前护理常规

（1）执行外科术前护理常规。

（2）病情观察：观察患者生命体征、呼吸形态、神志、精神状况、日常活动的耐受情况、液体出入量情况、营养状况。

（3）体位：给予患者安全、舒适的端坐位休息，限制活动、减少氧耗。

（4）根据患者的血气分析结果和呼吸困难程度，给予适当流量的氧气持续吸入，必要时使用无创或有创呼吸机。

（5）饮食：给予患者高蛋白、富含维生素、柔软、易消化饮食，并少吃多餐。少吃或不吃产气食物，避免产气影响膈肌运动。

（6）并发症观察与护理：密切观察气短、气促、喘息、呼吸困难逐渐加重等慢性肺源性心脏病症状。

（7）运动的指导：耐心解释适当活动对提高手术成功的重要性。鼓励患者在床上适当活动双下肢，如抬腿、伸曲等运动。指导家属为患者进行双下肢的按摩，促进血液循环，防止肌肉萎缩。

（8）呼吸功能锻炼：指导患者练习腹式呼吸、呼吸操锻炼呼吸功能。指导患者掌握咳痰技巧。

（9）协助患者完成移植术前评估，以确定患者适合移植，并使手术的相关风险最小化。

二、术后护理常规

（1）执行外科术后护理常规。

（2）执行全身麻醉术后护理常规。

（3）执行术后疼痛护理常规。

（4）生命体征监测：严密监测生命体征及血流动力学改变，早期发现排斥反应表现。

（5）呼吸机辅助呼吸期间检测：密切观察患者呼吸的频率、节律、深浅度，有无面色潮红、呼吸困难等征象，监测潮气量、氧浓度、气道压力等呼吸功能指标。保持呼吸道畅通，术后早期支气管吻合口下方的分泌物必须应用纤维支气镜吸痰，吸痰时动作宜轻柔，压力适中。

（6）循环系统的监测：密切观察病情变化，每15～30分钟记录一次生命体征及各项监测数据，如中心静脉压（CVP）、肺动脉压（PAP）。维持心率80～100次/分钟，血压12.0～16.0/8.0～10.7 kPa（90～120/60～80 mmHg），CVP＜1.0 kPa（10 cmH$_2$O）的范围。严格控制输液速度和量，观察每小时尿量，准确记录24小时液体出入量，量出而入，防止肺水肿及左心衰竭的发生。定时检测血气分析并记录，妥善固定压力传感器，每2小时用肝素盐水冲洗测压管一次。结合液体出入量、CVP、PAP正确评估病情。

（7）执行胸腔闭式引流管护理常规：常规双肺移植患者，术后患者两侧分别放置 2 根引流管,单肺移植患者同侧安放上、下各 1 根引流管。

(8)排斥反应的监护:急性排斥反应一般出现在 1 周以后,最早可出现在术后第 4～5 天,肺排斥反应的主要临床表现有低热,逐渐加重的咳嗽、气短、白细胞计数升高、胸部 X 线影像恶化,动脉血氧饱和度下降等。随着新型免疫抑制剂的应用,非典型的排斥反应越来越多见,应细心观察临床症状,综合分析,配合气管镜检查以明确诊断。

(9)预防感染,感染是肺移植术后常见且又严重的并发症。①严格执行无菌原则,尽早拔除各种侵入性管路并送细菌培养。充分湿化口腔、鼻腔后吸痰。严密观察气道分泌物的颜色、性质及量,遵医嘱做痰培养和药物敏感试验,合理使用抗生素。随时监测血氧饱和度,用尽可能低的吸氧浓度维持最高的血氧饱和度(98%～100%)。②做好保护性隔离:术后入住无菌隔离单人监护室,医护人员进室之前戴口罩、帽子、穿隔离衣、泡手。地面、桌面、物体表面每天用 1 000 mg/L的含氯消毒液每 24 小时擦拭 2 次。

(10)卧位及雾化吸入:患者术后采取移植肺在上,自体肺在下的侧卧位,以维持较好的血氧饱和度。吸痰前后叩击患者的胸背部促使肺膨胀及排除痰液。当患者拔除气管插管有自主呼吸时,遵医嘱雾化吸入 3～4 次/24 小时,每次 15～20 分钟,以利于痰液排出。清醒后协助患者床上适当活动,病情稳定鼓励患者尽早下床活动。

(11)并发症的观察与护理。①出血:定时挤压胸管,观察水柱波动情况和引流液的颜色、量,如发现胸引流量>100 mL/h,颜色鲜红并有血凝块应警惕有出血的可能,及时告知医师并做好再次开胸手术的准备。②原发性移植肺功能丧失:原发性移植肺功能丧失(PGD)是肺移植术后 30 天内死亡的主要原因,观察患者移植后 72 小时内如出现严重的低氧血症、肺水肿时应立即通知医师,给予相应处理。③急性排斥反应:观察患者有无感觉不适、气促、疲劳和发热,突然呼吸困难加重,动脉血氧分压下降明显,加大吸氧浓度后仍不能上升等征象。

(12)营养支持:以低脂、高蛋白、高维生素、易消化的饮食为宜。

(13)严格遵医嘱给予免疫抑制剂,并定期监测血药浓度。

(14)加强基础护理,保持皮肤清洁,预防压疮的发生,24 小时温水擦浴 2 次,及时更换消毒衣物,同时观察皮肤有无感染。

(15)健康指导:①告知患者严格遵医嘱服药,不可随意停药或更改剂量,定期检测免疫抑制剂血药浓度。②指导患者注意个人卫生,增强自我保护意识,避免到人群密集的地方,防止感冒,预防感染。③进食低盐、低脂、低糖、低胆固清淡易消化饮食,忌食提高机体免疫力的食物,如蜂王浆、木耳等。注意控制饮食,避免体重增长过快,影响血药浓度。④定期复查,不适随诊。

第六节　角膜移植护理

角膜移植是指用正常的眼角膜替换病人现有的病变角膜,使患眼复明或控制角膜病变,达到提高视力或治疗某些角膜疾病的眼科治疗方法。角膜移植用于治疗严重视力受损甚至是失明的角膜病,如真菌性角膜炎、重症角膜溃疡、角膜中央部白斑、先天性角膜混浊等。由于角膜本身不含血管,所以角膜移植成功率位于同种异体移植之首。角膜病根据病因可分为感染性角膜病、免疫性角膜病、外伤性角膜病、营养不良性角膜病等,以外伤后细菌性角膜病最为常见。

一、病因与发病机制

引起角膜病的原因极其复杂,目前普遍认为与以下几个方面有关。

(一)外伤与感染

外伤与感染是引起角膜炎最常见的原因。当角膜上皮层受到机械性、物理性和化学性等因素的损伤时,细菌、病毒和真菌等就趁机而入,发生感染。侵入的致病微生物既可来源于外界的致伤物上,也可来自隐藏在眼睑或结膜囊内的各种致病菌,尤其慢性泪囊炎,是造成角膜感染的危险因素。

(二)角膜邻近组织疾病

如急性结膜炎可引起浅层点状角膜炎,巩膜炎可导致硬化性角膜炎,眼睑缺损合并睑裂闭合不全时,可发生暴露性角膜炎等。

(三)全身性疾病

如结核、风湿、梅毒等引起的变态反应性角膜炎。此外尚有原因不清楚的角膜溃疡等自身免疫性疾病。

二、临床表现

(一)症状

眼痛、畏光、流泪、眼睑痉挛、眼部分泌物增多等,伴不同程度的视力下降。

(二)体征

睫状充血、角膜浸润和角膜溃疡形成,有时在角膜病灶旁可见"伪足""卫星状"浸润病灶,角膜后可有纤维脓性沉着物。

三、辅助检查

实验室检查可以帮助角膜病病原菌的确诊。常选用方法:①角膜病灶刮片;②必要时可选择角膜病变区组织活检,可以提高病原微生物的检出率;③共焦显微镜是一种近年发展的非侵入性活体检查方法,它快速、无损伤,可直接发现病原微生物,并可动态观察临床治疗效果。

四、治疗要点

积极控制感染,减轻炎症反应。选用维生素 B_2、维生素 C、维生素 A、维生素 D 等药物,促进角膜溃疡的愈合。经药物治疗无明显疗效,应及早进行角膜移植术。

五、护理措施

(一)手术前护理

(1)按眼科手术常规进行。

(2)眼部检查:包括视功能检查、眼压、泪道冲洗及结膜、角膜、晶状体和玻璃体检查。

(3)降低眼压:术前半小时快速静脉滴注 20%甘露醇 250 mL。

(4)缩瞳剂:术前手术眼滴 1%毛果芸香碱滴眼液,使瞳孔保持在 2 mm 左右,便于术中缝合,保护晶状体免受环钻刀的损害。

(二)手术后护理

(1)眼科术后护理常规。建议戴上硬性眼罩保护术眼,尤其是睡眠或打盹时。

(2)手术 24 小时后,每天换药。若植片平整,可改用眼垫包扎,至刺激症状基本消退为止;若植片不平整,应适当延长包扎时间。

(3)密切观察病情变化,特别是角膜感染和角膜排斥反应征象。如病人主诉眼痛、头痛、畏光、流泪、视力突然下降,眼球充血、眼压升高或角膜植片由透明变为混浊、水肿,并向外膨隆等现象,应立即报告医师。

(4)眼压监测:定时测量眼压,观察眼压变化。

（5）药物护理：皮质类固醇为目前最常用的抗排斥反应药物，术后常规连续静脉滴注地塞米松针剂。要坚持足量、规则用药和缓慢停药原则，注意有无眼压升高等药物不良反应。如果皮质类固醇治疗无效，根据医嘱使用环孢素 A。

（6）如角膜组织愈合不佳者，遵医嘱给予促进角膜上皮修复的药物。

（三）出院指导

（1）定期复查，告诉病人如果出现畏光、流泪、突然视力下降，须立即来医院就诊。

（2）遵医嘱使用散瞳剂、降低眼压药物和免疫抑制剂，并指导病人及家属正确使用眼药，不可随意停药。

（3）角膜移植术后 3 个月内要特别注意眼部卫生和休息，1 年内都要注意保护角膜移植片，避免用力揉眼、眼部热敷，外出要戴防护眼镜，以免受伤。

（4）饮食起居要有规律，保持充足睡眠，避免过度疲劳，注意预防感冒；多吃易消化食物，多食水果、蔬菜，忌食刺激性食物。

（5）保持大便通畅，防止用力解便，以免造成植皮前突。

（四）健康指导

告诉病人如有异物引起角膜外伤，或长期应用广谱抗生素及糖皮质激素眼药水或眼膏者，应注意眼部病情变化，避免真菌性角膜炎的发生。

参考文献

[1] 张蕾.实用护理技术与专科护理常规[M].北京:科学技术文献出版社,2019.

[2] 崔秀民.手术室专科护理技术与实践[M].北京:科学技术文献出版社,2020.

[3] 张红,黄伦芳.外科护理查房[M].北京:化学工业出版社,2021.

[4] 李文锦.新编护理理论与临床实践[M].长春:吉林科学技术出版社,2019.

[5] 肖娟.实用护理技术与专科护理规范[M].长春:吉林科学技术出版社,2020.

[6] 张薇薇.基础护理技术与各科护理实践[M].开封:河南大学出版社,2021.

[7] 尹方华.临床护理理论与操作[M].天津:天津科学技术出版社,2019.

[8] 潘洪燕,龚姝,刘清林,等.实用专科护理技能与应用[M].北京:科学技术文献出版社,2020.

[9] 刘峥.临床专科疾病护理要点[M].开封:河南大学出版社,2021.

[10] 庄莉.专科护理技术与操作实践[M].长春:吉林大学出版社,2019.

[11] 赵安芝.新编临床护理理论与实践[M].北京:中国纺织出版社,2020.

[12] 袁越,宋春梅,李卫,等.临床常见疾病护理技术与应用[M].青岛:中国海洋大学出版社,2021.

[13] 江蕊,王冠容,范乐莉,等.现代实用手术室护理[M].北京:科学技术文献出版社,2019.

[14] 王静.手术室护理用书[M].北京:科学技术文献出版社,2020.

[15] 张祁,吴科敏.普外科常见病临床诊疗方案与护理技术[M].北京:中国纺织出版社,2021.

[16] 王立红,田溢卿.实用手术室护理手册[M].北京:化学工业出版社,2019.

[17] 李海霞.实用手术室护理配合与操作技术[M].天津:天津科学技术出版社,2020.

[18] 冯英璞.神经系统亚专科疾病护理指导手册[M].郑州:郑州大学出版社,2021.

[19] 王娟,毕娟.神经科疾病观察与护理技能[M].北京:中国医药科技出版社,2019.

[20] 庄虔雯.临床常见普外科疾病护理学新编[M].北京:科学技术文献出版社,2020.

[21] 任洁娜.外科护理学实用技术[M].上海:复旦大学出版社,2021.

[22] 龚丛芬.神经科临床护理实践[M].北京:科学技术文献出版社,2019.

[23] 高健群,马文华.精神科护理[M].北京:人民卫生出版社,2020.

[24] 蔡英华,姚勇.肺移植临床护理实践[M].南京:东南大学出版社,2021.

[25] 杜仕秀.临床普外科疾病护理[M].长春:吉林科学技术出版社,2019.

[26] 李春荣.神经外科规范化护理[M].北京:科学技术文献出版社,2020.

[27] 高淑平.专科护理技术操作规范[M].北京:中国纺织出版社,2021.

[28] 王晓艳.临床外科护理技术[M].长春:吉林科学技术出版社,2019.

[29] 王秀卿.实用专科护理指导[M].天津:天津科学技术出版社,2020.

[30] 于红,刘英,徐惠丽,等.临床护理技术与专科实践[M].成都:四川科学技术出版社,2021.

[31] 王继辉.器官移植[M].天津:天津科学技术出版社,2019.

[32] 王丹丹.现代护理学理论与基础医学研究[M].汕头:汕头大学出版社,2020.

[33] 吴雯婷.实用临床护理技术与护理管理[M].北京:中国纺织出版社,2021.

[34] 杨平.现代护理基础理论与实践[M].长春:吉林科学技术出版社,2019.

[35] 孟丽萍.护理理论与技术实践[M].天津:天津科学技术出版社,2020.

[36] 王清.临床科室亚专科护理建设的实践与效果评价[J].护理学杂志,2021,236(21):47-50.

[37] 李瑾.手术切口感染与手术室护理管理的关系及防范措施[J].实用医技杂志,2021,228(2):266-267.

[38] 文琴,朱娜娜.手术室护理教学中的人文关怀的融合应用研究[J].中国继续医学教育,2022,14(9):133-136.

[39] 卓金凤,吕海金,易慧敏,等.肝移植术后加速康复护理的标准化操作流程[J].器官移植,2020,211(1):121-125.

[40] 张淋娜.普外科护理存在的不安全因素及干预措施[J].临床医药文献杂志(电子版),2019,26(31):107.